汉竹·亲亲乐读系列

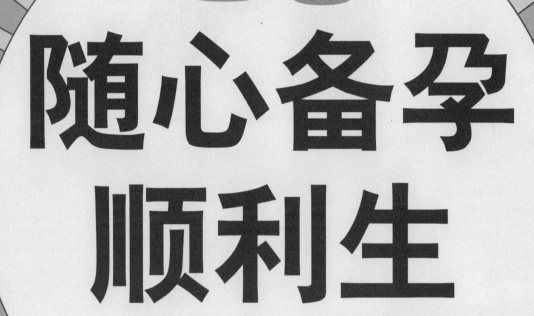

随心备孕
顺利生

王敏　主编

汉竹图书微博
http://weibo.com/hanzhutushu

读者热线
400-010-8811

U0363246

江苏凤凰科学技术出版社
全国百佳图书出版单位

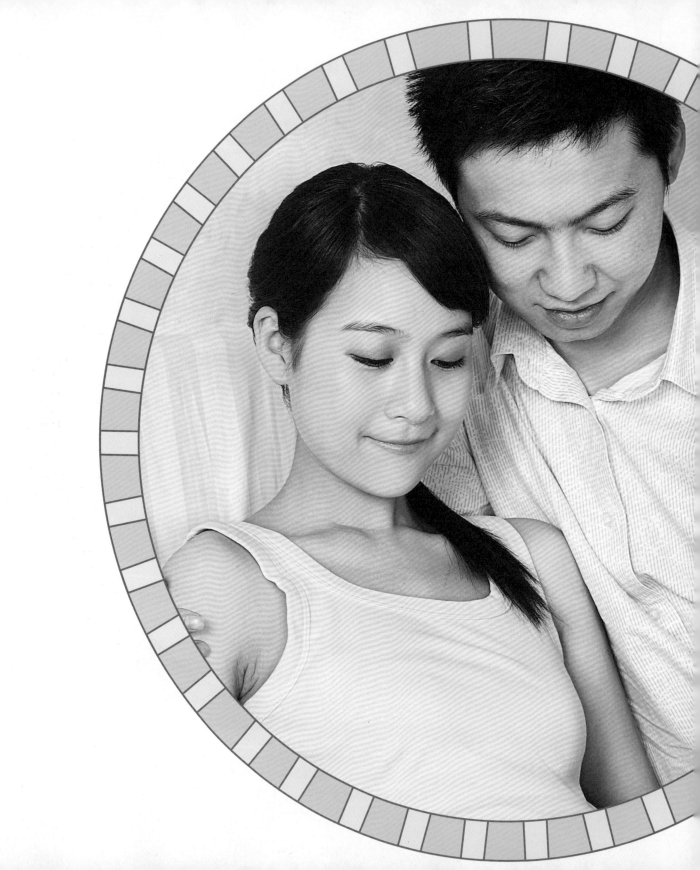

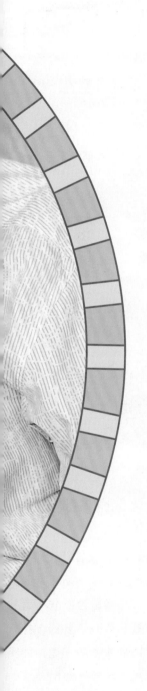

前言

如何找准排卵日？

备孕期如何安排房事？

网传的那些生男生女秘籍是真的吗？

剖宫产后多久生二胎？

备孕期饮食如何提高孕力？

……

随着人们生育观念的转变，越来越多的夫妻开始重视备孕，戒烟戒酒，平衡膳食，加强运动，努力将自己的身体状况调整到最好，但是仍然有一部分备孕夫妻未能得偿所愿。其实，想要顺利孕育仅仅调理好身体还是远远不够的。

本书将为备孕夫妻普及科学备孕的常识，从优生优育知识、孕前检查、找排卵日、生活习惯、饮食调理 5 个方面为你一一介绍孕育的奥秘。本书还非常贴心地为准备生二胎的爸爸妈妈提供了二胎备孕的注意事项，尤其是关于大宝心理的呵护问题，给出了非常好的建议。本书最后还介绍了孕期的常见问题和处理方法，让孕妈妈能够轻松顺利地度过十月孕期。

另外，特别说明一下，本书中提到的一些生男生女"经验分享"，仅增强本书的趣味性，为备孕之路增添情趣，备孕夫妻如在孕育方面有任何疑问，应到专业医疗机构接受执业医生指导。

备孕期间的 8 大误区

你们真的准备好要做爸爸妈妈了吗？你们真的了解备孕知识吗？
下面有几个备孕期间容易被忽略的"大坑"，看看你们有没有不幸中招呢？

✘ 误区 1：在排卵期有足够多的性生活就一定能怀孕

排卵期内同房，怀孕的概率会有所提高，但并不意味着频繁的性生活就一定能受孕。一般来说在排卵日前 2 天到排卵后的 24 小时之内行房会比较容易怀孕，但前提是备孕女性计算基础体温的方法要准确。而且频繁的性生活不仅对身体不好，还会降低精子的活力和生存率，反而不利于受孕。

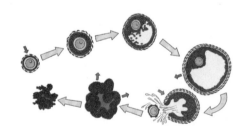

✘ 误区 2：只要不超过 35 岁，什么时候怀孕都一样

这种"一刀切"的说法太过武断，人的生殖能力是不可能统一在 35 岁这个节点突然下降的，生殖能力是随着时间的流逝慢慢衰退的，一般来说二十几岁的时候生殖能力最强，之后会逐渐减弱，再加上妇科病和外界因素的影响，任何一个年龄段都可能出现生殖问题。女性最佳的生育年龄在 23~30 岁，该年龄段既有利于优生优育，又有利于产后身体的恢复。

✘ 误区 3：只要不吸烟不喝酒就万事大吉了

由于备孕知识的匮乏，可能会有夫妻认为只要戒烟戒酒就能确保胎宝宝万无一失了，其实这种认识很片面，生活中的一些行为和嗜好都会对孕育中的胎宝宝产生影响，如熬夜、化妆、生气等。

✘ 误区 4：觉得两个人的身体都很健康，不需要做孕前检查

生殖系统的疾病往往是悄然发生的，你认为自己健康，只是感觉健康而已，事实上有不少看似一切正常的夫妻却始终无法顺利地要上小孩，其实是否不孕不育并不能从表面看出来。孕前检查是非常有必要的，并且不要隐瞒任何的遗传病史或者是身体上的不适，如实地回答医生所有的问题，这样医生才能够做出专业的判断，指导你如何备孕。

✖ 误区 5: 刚停止吃避孕药马上就能怀孕

"是药三分毒"，更何况是与生殖系统息息相关的避孕药，长期服用避孕药的女性，身体内部的环境已经被改变，各种激素的分泌与正常情况的出入比较大，贸然怀孕可能会影响到胎宝宝的生长发育。而且避孕药被服下后，会在肝脏内聚集，大概需要 6 个月的时间才能全部排出。因此，备孕女性最好停药半年后再尝试怀孕。

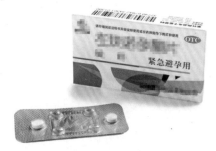

✖ 误区 6: 怀孕后再开始补充各种营养素也来得及

不少女性没有怀孕的意识，往往是在月经停止之后才感觉到自己怀孕，然后开始吃叶酸、钙剂等补充营养素。这些营养素最好是在怀孕前就应该开始逐渐补充了，以免胎宝宝的生长发育受到限制。

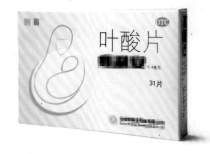

✖ 误区 7: 怀孕前有营养的东西吃得越多越好

怀孕前的饮食原则是营养、均衡、全面，而不是一味的选取高脂肪、高蛋白和高热量的食物。这些食物虽然确实有营养，但是吃多了容易引发妊娠期间的各种并发症，还是比较危险的。

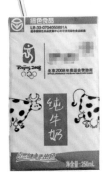
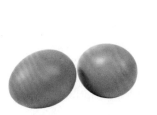

✖ 误区 8: 不孕不育和男人没关系

生孩子是两个人的事情，问题不一定出在女人身上。不管是孕前检查还是不孕不育诊断，都应该男女同时进行，在生育这件事上，不应该给男人发"丹书铁券"。正确的做法是，夫妻二人要一同去做孕前检查，先排查丈夫的原因，因为致使男性不育的原因相对简单好查一些，然后再从女性入手。

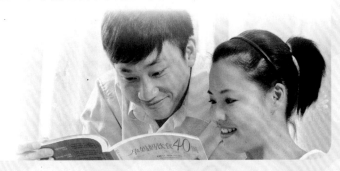

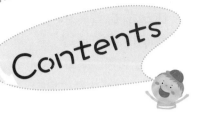

Contents

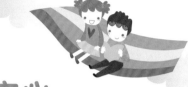

PART 1
优生优育必知，多一份安心

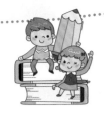

PART 2
孕前检查一定要提前做

PART 3
找对排卵期，随心备孕很容易

PART 4

好习惯，好"孕"气

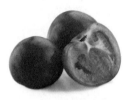

PART 5
吃对食物，助你好"孕"

PART 6
二胎备孕

PART 7
谢天谢地，你来啦

PART 1

优生优育必知，多一份安心

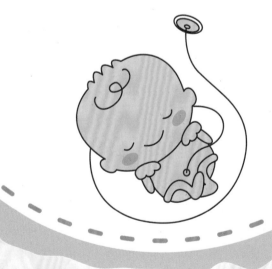
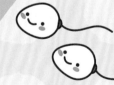

生命的产生是个神奇、浪漫的过程，揭开这层神秘的面纱，一起了解一下精子、卵子、受精卵，能让备孕夫妻更客观地了解胎宝宝是如何产生的，从而在生命的伊始就给予他（她）最贴心的呵护，让胎宝宝在爱的沐浴下健康成长。

了解卵子与精子

新生命的诞生是卵子和精子的一次美丽邂逅，同房后，精子便开始走上了漫漫寻爱之旅。卵子和精子承载着生命的奥秘，深入了解卵子和精子，从生命的源头看一个小生命的发育过程，将是一件十分有意义的事情，备孕夫妻一定要了解和学习一下。

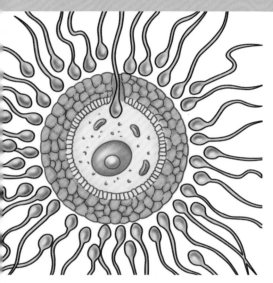

» 提高卵子质量的食物：

动物血（可补铁）

韭菜（可排毒）

豆芽（促进性激素生成）

海藻类（促排毒）

黑豆（补充雌激素）

甲鱼汤（促卵泡发育）

卵子如何产生

卵子产生于女性性腺——卵巢，是人体最大的一种细胞。

你知道吗？女性在胎儿时期，卵巢内原始卵泡就已形成了，多达200万个。出生后大部分退化，到青春期只剩下约10万个。卵泡裹着原始卵母细胞，卵子就是由原始卵母细胞发育而成的。女性在青春期发育后，每一次规律的月经周期，都会有一个卵子发育成熟，然后排出，直到绝经，女性一生当中约排出400个卵子。

卵巢是女性的性腺，是位于子宫两侧的一对扁椭圆形器官。成年女性卵巢重5~8克，绝经后萎缩变小、变硬。卵巢虽小，但能量巨大，可以分泌多种性激素，是卵子产生的必要场所。

每月的排卵期一到，卵泡破裂，卵子势如破竹游离而出，马上就被吸入输卵管，然后在纤毛的推动下缓慢地移向子宫。一般在靠近卵巢的部位，静静等待与精子的约会，这就是"排卵"。

然而，如果卵子在30小时内没有等到精子就会变性，受精能力迅速减弱并消失。这是因为黄体的退化导致黄体酮量减少，子宫内膜脱落，进入月经期。反之，如果等到精子，受精成功，黄体酮的分泌量猛增，子宫内膜也就随之增厚，这也为胚泡的植入做好了准备。

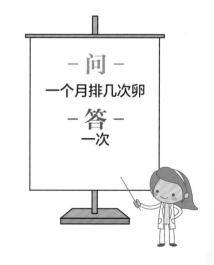

－问－
一个月排几次卵
－答－
一次

培育最棒的卵子

健康的卵子是宝宝健康的前提，是宝宝美丽和聪明的根基，好好呵护你的卵子，就是在保护宝宝的健康。各位备孕女性只要在生活中多加注意，养好身体，尽量避免各种不利因素，就能健康排卵，轻松好"孕"。为了拥有最棒的卵子，备孕女性要注意以下事项。

远离辐射：尽量减少接受电磁辐射，最需要留意的是居家周围有没有电磁辐射源，如各种通信、电台、电视的发射或接收塔等。一般家用电器电磁辐射都很小，只要不集中摆放，一般不会造成电磁污染。

留够脂肪好"孕"来：有专家将人体脂肪称为"性脂肪"，意思是说，女性体内如果没有足够的脂肪，就会影响体内激素的分泌，影响生殖系统的功能，影响性欲。

保持愉快舒畅的心情：过度焦虑和抑郁会影响卵巢功能，从而影响女性正常排卵，导致不孕。所以备孕女性要保持愉快的心情。

适度的运动：适度运动可以促进女性体内激素的合理调配，确保受孕时女性体内激素的平衡与受精卵的顺利着床，避免怀孕早期发生流产。

饮食保养：女性容易出现缺铁性贫血，多吃菠菜、动物内脏等高铁食品，能让卵子更健康。豆腐（煮比煎更健康）、豆浆中含大量植物蛋白，能让卵巢更结实，让卵子更健康。

备孕期间也要避免喝咖啡，更要戒烟戒酒。

烟

女性抽烟会影响自身生殖系统的健康，也可能会造成不孕，即便怀孕也对胎宝宝有极为不利的影响。

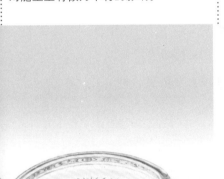

酒

饮酒容易使脂肪堆积，皮肤粗糙，酒精还会"催眠"卵巢，降低卵子活性，进而影响受孕。

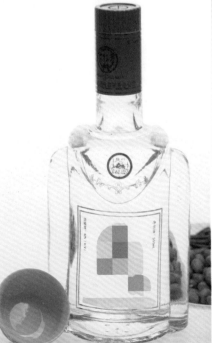

咖啡

长期大量饮用咖啡，可导致睡眠障碍，也会对卵子的形成带来不良影响，增加受孕难度。

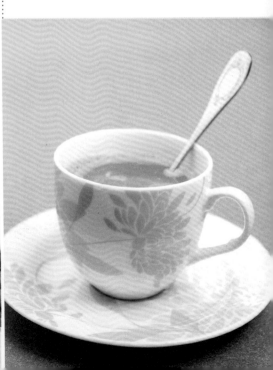

精子如何产生

男性生殖细胞称为精子。男子从青春期起,悬垂在阴囊中的两个睾丸逐渐成熟,开始生成精子和雄性激素(睾丸素),并持续到生命终止。精子产生于睾丸的曲细精管内,所以,睾丸是精子发源地。成年人每侧睾丸重10~15克,每克睾丸组织每天可以产生约1 000万个精子。根据生精细胞的细胞学特征,精子的形成可分为以下三个阶段。

精原细胞分裂增殖期

精子的最原始阶段称精原细胞,是产生精子的干细胞,位于曲细精管的生精上皮。1个精原细胞经过6次有丝分裂后发育成64个初级精母细胞。

精母细胞减数分裂为精子细胞

初级精母细胞向上移动进入近腔室,每个初级精母细胞经过第一次减数分裂,变成2个体积较小的次级精母细胞,2个次级精母细胞又经过第二次减数分裂变成4个精子细胞。这时,精子细胞仅含有23对染色体的一半,即23条染色体。对于性染色体来说,精子细胞仅含有 X 或 Y 染色体。

精子细胞变成精子

精子细胞不再分裂,而经过形态改变成精子。最初的精子并不具备运动和受精的能力了,当它们最终进入附睾,并停留两三周后才能够发育成熟。精子要比卵子的量多得多,男性一次射出来的精子量能达到5千万到1.5亿个,数以亿计的精子就像一个个小蝌蚪,有椭圆形的头和小尾巴。其中头内包含着父亲的遗传信息,而小尾巴则可以帮助它从阴道里游到输卵管。

优质精子的炼成

人们都知道,一个宝宝的到来其实就是精子和卵子的结合。而小小的精子里面承载着珍贵的信息,那就是父亲的基因密码。想要有个聪明、健康的宝宝,优质的精子必不可少。

存在于睾丸中的精子,存活时间为两个多月,如果不射精,源源不断积累的精子会老化,重新被身体吸收。如果准备怀孕,丈夫应该在妻子排卵前1周将老化的精子排出去,这样才能使新鲜的、最有生命力的精子游向输卵管。另外,还应注意要有科学的生活方式,合理膳食。

适度的运动能够改善身体的综合素质,无形中增加精子的活跃程度。不过应当尽量避免过于激烈或消耗体能的运动。

精子的生成需要多种维生素、蛋白质、钙、锌等营养素,所以男性饮食要注意品种丰富,多吃蔬菜、水果、鱼类、肉类、蛋类等,特别是含锌较高的食品(如牡蛎),可以提高精子质量。

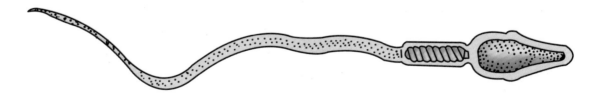

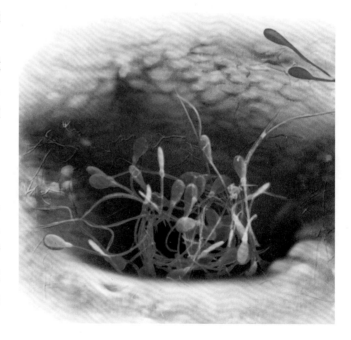

胚胎发育和着床

细胞膜，为顺利进军进一步扫清道路。而一般情况下，只有最强壮的精子可以冲破最后的障碍，最终到达卵子的细胞核。当这个最后的幸运儿一接触到卵子的细胞核，卵子就会意识到这是它的真命天子，于是马上释放出一种物质，将它和精子紧紧地包围起来阻止其他精子再擅自闯入禁地。于是，卵子与精子交会了，这就是"受精"。

生命之旅的开始

精子和卵子形成一个含有 46 条染色体的细胞，其中，23 条来自父亲，23 条来自母亲。数小时后，这个细胞复制了 DNA 的物质，并一分为二。在孕妈妈的腹中，神奇的生命之旅由此开始了。

受孕的瞬间

受孕的瞬间完全依靠时间的选择。当健康的精子到达输卵管时，输卵管内必须有一个成熟的卵子才能受孕。

精子在女性体内最多只能存活 4 天，48 小时后就已经开始老化了。如果卵子在 4 天后才来到输卵管，精子已经消亡。也就是说，在女性排卵前一两天或在排卵的当天同房，怀孕的可能性就非常大。

强壮、幸运又霸道的第一名

当性交后，精子的大部队会争先恐后地往前冲，也许它们知道，胜利只属于第一名，第二名也是输家。经过层层障碍，含几亿个精子的队伍到达卵子周围时已不足 200 个。但这 200 个精子还要进行下一轮的比赛，即冲破包围卵子的数千个滋养细胞，到达卵子的

把握怀孕好时机

精子和卵子的质量受年龄、季节、环境、心情、营养等许多外界环境和主观因素影响，所以受孕时的环境和时间等因素也很重要。想要孕育聪明、健康的宝宝，就要从受孕的那一刻开始注意了。

生育的最佳年龄

按照人体正常的生理成熟水平，男女不同的最佳生育年龄如下：

男性的最佳生育年龄：
25~35 岁
女性的最佳生育年龄：
23~30 岁

男性在 35 岁以后，体内的雄性激素开始衰减，平均每过一年其睾丸激素的分泌量就下降 1%，精子基因突变的概率也相应增高，精子数量和质量都得不到保证，对胎宝宝的健康也会产生不利影响，因此男性最佳生育年龄为 25~35 岁。

而女性虽然在 18 岁进入性成熟期，可以生育，但这只是从女性生殖系统发育及卵巢生理方面而言，这个年龄的女性心理及社会年龄还不成熟，因此并不是受孕的最佳年龄。

35 岁以上的女性，卵巢功能减退，卵子质量下降，受孕能力下降，受孕后胎宝宝发生畸形的可能性增加，流产率也会增加，难产的发生率也将随着年龄的增长而提高，因此应该尽量避免 35 岁以上受孕。

女性年龄在 23~30 岁时，生理成熟，卵子质量高，精力充沛，容易接受孕产、育儿方面的知识。若怀孕生育，分娩危险小，胎宝宝生长发育良好，也有利于产后抚育宝宝，因此女性的最佳生育年龄是 23~30 岁。

受孕的良好环境

受孕的良好环境是受孕和优生不可缺少的条件。理想的受孕环境最好空气清新、温湿度适宜，室内陈设应摆放整齐有序，被褥、枕头等床上用品清洁整齐，最好是刚

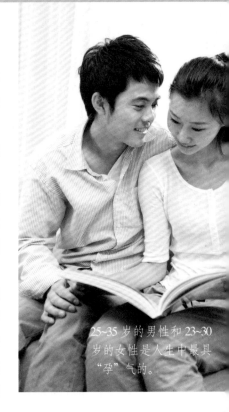

25~35 岁的男性和 23~30 岁的女性是人生中最具"孕"气的。

刚洗晒过，能散发出一股清香味道。这是因为恬静而清洁整齐的环境，会对人们的心理产生正面的影响，有利于夫妻双方心情舒畅和情意缠绵。在这样良好的环境下受孕，对于以后胎宝宝正常生长发育是十分有益的。

女性不同年龄生育的优势和劣势

年　龄	优　势	劣　势
23~30岁	1. 流产概率小 2. 有关母婴健康的顾虑少，如患妊娠高血压综合征的概率小，胎宝宝畸形率、先天痴呆率低 3. 精力充沛，全天护理宝宝的能力较强 4. 宝宝长大一点后再出去工作，职业选择的范围较宽，不用过多考虑年龄的问题	1. 如果工龄太短，可能享受不到产后福利 2. 财富积累少，经济上可能会比较紧张
30~40岁	1. 夫妻关系更趋于稳定，有利于共同抚育宝宝 2. 工作稳定，有些成就，容易得到完全的产后福利 3. 经济上较宽裕，支付得起高品质的育儿费用	1. 30多岁怀孕，畸形儿概率相对较高 2. 35岁以后早产情况较多，容易发生妊娠高血压综合征、妊娠糖尿病或其他并发症 3. 35岁以上生育能力急剧下降，流产率升高
40岁以上	1. 这个年龄段的女性年长且见多识广，而且多半不是初为人母，有带孩子的经验 2. 年龄大一点的女性无论是经济上还是心理上都比较成熟，夫妻关系也比较稳定 3. 很多女性在40多岁时已经完成了职业上的心愿，不会认为孩子是事业的障碍	1. 流产概率高达13%~15% 2. 遗传缺陷的概率更高 3. 可能和宝宝有明显的代沟

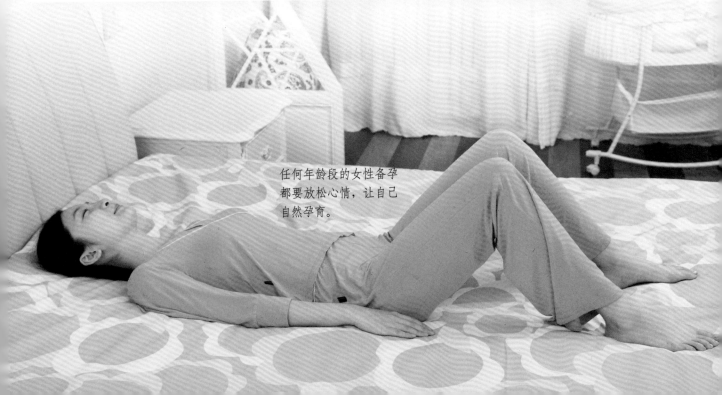

任何年龄段的女性备孕都要放松心情，让自己自然孕育。

受孕的最佳季节

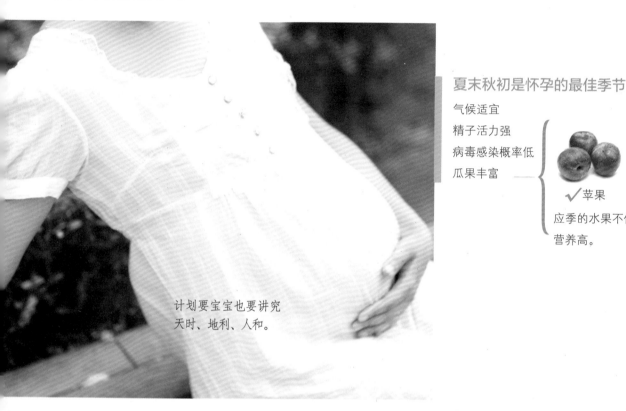

计划要宝宝也要讲究
天时、地利、人和。

夏末秋初是怀孕的最佳季节

气候适宜
精子活力强
病毒感染概率低
瓜果丰富

✓苹果　　✓无花果

应季的水果不仅味道好，而且
营养高。

怀孕前 3 个月是胎宝宝的大脑组织开始形成和分化的时期，这时，胎宝宝对宫内各种因素极为敏感，需要充足的营养供应和安全的母体环境。因此，选择最佳受孕季节，有助于胎宝宝获得最好的大脑发育条件。

经研究发现，精子在秋季活动能力最强，而 7~9 月份气候舒适，这个时期受孕，宫内胎宝宝较少受到病毒性感染。经过约 3 个月的孕早期不适阶段后，正值秋高气爽，且逢蔬菜瓜果的收获时节，品种丰富、新鲜可口的蔬果，正是孕妈妈充分摄入营养和维生素的好食材，可以有计划地补充营养，调理饮食，有利于胎宝宝的发育。

而且，胎宝宝出生的时间又是春暖花开的季节，风和日暖，气候适宜，便于对新生儿护理。这个季节衣着日趋单薄，婴儿洗澡不易受凉，卧室可以开窗换气，减少污染，有利于母婴健康。宝宝满月后又可抱到室外进行日光浴、空气浴，可预防佝偻病的发生。妈妈多吃些蔬菜、水果和新鲜的鸡、鱼、肉、蛋，营养丰富，便于供给宝宝充足的母乳。同时，由于气候适宜和营养丰富，产妇的伤口也易愈合。当盛夏来临，妈妈和宝宝的抵抗力都已得到加强，容易顺利度过酷暑。到了严冬时节，宝宝已经半岁，具有一定的抗病能力了，对健康过冬十分有利。

受孕的最佳日子

受孕的最佳日子是排卵日当日及前 2 天、后 1 天。排卵日在下次月经到来的前 14 天左右，大约就是月经周期的中间。

受孕的最佳时刻

人体的生理现象和机能状态在一天 24 小时内是不断变化的。7:00–12:00，人体机能状态呈上升趋势；13:00–14:00，是白天人体机能最低时刻；17:00 再度上升，23:00 后又急剧下降。一般来说，21:00–22:00 是受孕的最佳时刻，此时同房后，女性平躺睡眠有助于精子游动，增加精子与卵子相遇的机会。

受孕的良好环境

环境对人的心情和健康影响极大，良好的受孕环境可增加受孕成功的概率。理想的受孕环境是清洁安静，空气清新，温湿度适宜，室内陈设应摆放整齐有序，被褥、枕头等床上用品清洁整齐。这是因为恬静而清洁整齐的环境，会对人的心理产生正面的影响，有利于夫妻双方心情舒畅和情意缠绵。在这样良好的环境下受孕，对于以后胎宝宝正常生长发育是十分有益的。

受孕的最佳姿势

男上女下的姿势对受孕最为有利。这种姿势能使阴茎更深更近地触到女方宫颈，无形中缩短了精子与卵子"相遇"的路程，帮助精子更容易地与卵子结合。

受孕的最佳情绪

抑郁、快乐等心理状态能引发激素和化学物质的分泌改变，影响精子和卵子，从而在怀孕期间造成胎宝宝长久的改变。当人体处于良好的精神状态时，体力、精力、智力、性功能都处于高峰期，精子和卵子的质量也高。夫妻生活时情绪快乐、心情舒畅、平和，不仅可以让胎宝宝身体更加健康，还有利于其将来形成快乐的性格。

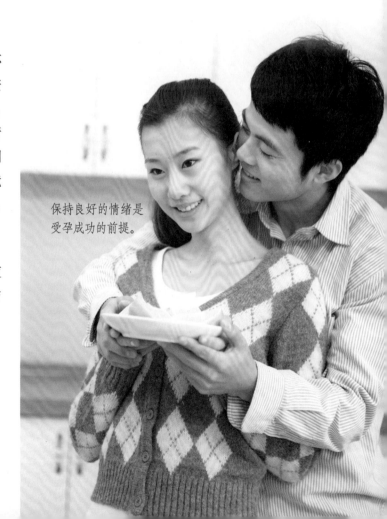

保持良好的情绪是受孕成功的前提。

哪些情况下不宜受孕

　　备孕夫妻要知道，并不是什么时候都适合受孕，为了生一个健康、聪明的宝宝，你们需要在受孕时间上有所选择，给宝宝一个良好的开始。

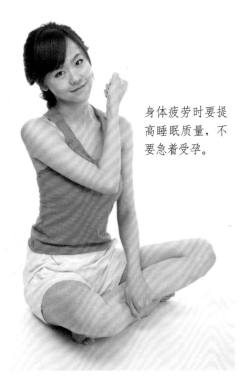

身体疲劳时要提高睡眠质量，不要急着受孕。

身体疲劳不宜怀孕

　　在极度疲劳的情况下受孕，对胎宝宝的健康发育是十分不利的。劳累会使男性精子的质量明显退化，而且男性的睾丸对外界刺激也更敏感，更易受到不良影响。

　　怀孕前夫妇两人要做好心理准备，但是身体准备也是十分必要的。比如，工作或学习过于紧张疲劳时不宜受孕。特别是婚礼期间，新婚夫妇忙于操办各种事物，双方的体力消耗较大，生殖细胞质量均下降，此时应该加强避孕措施。

　　引起疲劳的生活因素还有很多，比如剧烈的体育活动、过度的体力劳动、频繁的性生活、较大的工作压力等，怀孕都应避开这些时间。

不宜在旅途中受孕

　　有些夫妻会在旅途中意外怀孕，这时候怀孕并不是恰当的时机。

　　因为在旅途中夫妻都会体力过度耗损，加之生活起居没有规律，经常睡眠不足，每日三餐的营养也容易不均衡。这不仅会影响受精卵的质量，还会反射性引起子宫收缩，使胚胎的着床和生长也受到影响，导致流产或先兆流产发生。调查显示，在旅游中怀孕的女性，其中大约有 20% 发生了先兆流产或早期流产，10% 在日后发展为继发性不

　　- 问 -

带着避孕环会受孕吗

　　- 答 -

如果所带的环不合适或移位，就有可能怀孕

孕。因此，即使在旅途中也要注意采取避孕措施，以免意外受孕。

不宜酒后怀孕

　　对于新生命来说，没有比饮酒后受孕更危险的事情了。酒精会损害生殖细胞，加速精子、卵子的老化，损害受精卵的质量，导致胎儿宫内发育迟缓，是胎儿先天性畸形与先天性愚型的重要诱因。

长期抑郁不适合怀孕

备孕女性如果长期抑郁，将很不适合怀孕，同时也会使怀孕的概率下降。当备孕女性感到压力大，或者心情不好的时候，可以出去散散心，或是去旅游，换一个环境，换一种心情。这样生出来的宝宝才会健康。如果心情一直都郁闷，就算怀孕了，糟糕的情绪也能通过胎盘传递给胎宝宝，不利于胎宝宝的发育和成长。

接受 X 射线照射，不宜立即怀孕

X 射线是一种波长很短的电磁波，它能透过人体组织，使体液和组织细胞产生物理与生物化学改变，可能引起不同程度的损伤。X 射线每次对人体照射的量虽然很小，但很容易损伤人体内的生殖细胞和染色体。因此，怀孕前一段时间内不宜接受 X 射线照射。

如果不小心已经接受了 X 射线透视，尤其是腹部透视，过 3 个月后怀孕较为安全，最短也需要 1 个月。如果某月的月经较预计时间来得晚，有可能已怀孕，而又有必要进行 X 射线检查，此时一定要告诉医生自己有可能怀孕和已有怀孕的打算。医生自己会告诉你可否进行 X 射线检查。必须要做 X 射线检查时，要屏蔽腹部。除了备孕女性和孕妈妈之外，育龄女性在月经前和月经期也不宜做 X 射线检查，最好在月经后 10 天内进行。

» 手术后不宜立即怀孕：
葡萄胎手术
（2 年后再怀孕）
子宫肌瘤手术
（2 年后再怀孕）
流产手术
（1 年后再怀孕）
宫外孕手术
（1 年后再怀孕）
剖宫产手术
（2 年后再怀孕）

长期服药需注意
长期服用药物的女性在计划怀孕时，最好请妇科医生指导，以便确定怀孕时间。

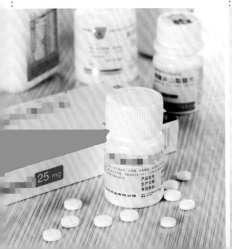

备孕期间不宜使用染发剂
准备怀孕的前半年和怀孕期间最好不要染发，备育男性也一样，避免染发。

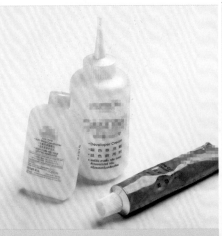

注射疫苗有讲究
切记不能在注射疫苗后 3 个月内怀孕或怀孕之后再进行注射。

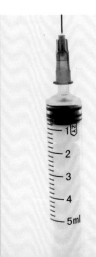

关于宝宝性别，你必须知道的

网上有许多关于生男生女的秘籍，可到底有没有道理呢？酸儿辣女是不是真的，吃了某些"灵丹妙药"是不是就一定生双胞胎？其实宝宝的性别只与性染色体有关，生男生女的概率一样，对于孕妈妈和准爸爸来说，只要生下的宝宝健康就是最大的幸福了。

决定性别的，是性染色体

在人体细胞23对染色体中，正常的男性和女性都有22对同样形状、同样大小的染色体，这些染色体被称为"常染色体"，是管理人体除性别以外全部生命活动和性状的密电码。另1对染色体在男女两性体内则不同，是决定性别的"性染色体"，是管理人体性别的密电码。

性染色体之所以能够决定性别，是由于在这些染色体上存在有控制性别的基因。无论是男孩还是女孩，在他们的胚胎早期都不能辨认出来。早期胚胎既不呈现女性，也不呈现男性，而呈现中性。胚胎内存在两种性腺，一种是外层组织即皮质，另一种是间质组织即髓质。此外胚胎内还存在两套导管，苗勒氏管和午非氏管。在正常性分化过程中，这两种性腺只有一种正常发育，继续存留，而另一种则逐渐退化而消失。如果这个胚胎存在两条X染色体，胚胎中性腺皮质部分就大大的发展起来形成一个卵巢，最后发育为女宝宝。如果这个胚胎有一条Y染色体和一条X染色体，性腺的皮质部分就停止发育，而髓质部分大大发展起来，形成睾丸，最后发育成男宝宝。

X精子、Y精子大PK

人类的生殖细胞中，有23对即46条染色体，其中22对为常染色体，1对为性染色体，女性的性染色体为XX，男性的性染色体为XY。生殖细胞要经过两次分裂，23对染色体变成23条，卵子所含性染色体只有X一种，而精子所含性染色体可分别为X或Y。

当精子与卵子结合后，受精卵的染色体又恢复成23对。若含X性染色体的精子与卵子结合，受精卵为XX型，发育为女宝宝；若含

Y 性染色体的精子与卵子结合，受精卵为 XY 型，发育成男宝宝。

别提前了解胎宝宝性别，给自己留点惊喜

　　每个人都有好奇心，尤其是准爸妈，想知道还未出生的胎宝宝的性别，想给他取个合适的名字，买适合他的衣服，所以很多准爸妈都想尽办法提早知道胎宝宝的性别。对胎宝宝性别有强烈期望的准爸妈，有些时候得知了胎宝宝的性别不是期望的性别后，难免有些小失落。比如有了小哥哥的家庭，准爸妈都希望二胎是个女儿，在得知还是儿子时，可能就会有小小失落，孕妈妈心情的低落，可是会影响胎宝宝的健康，所以与其如此，还不如不提前了解胎宝宝性别，等胎宝宝以后出生了，给自己一个惊喜。

　　要知道，每个胎宝宝的形成都是一个精子战胜了上亿个精子才达到的结果，他能安安稳稳地成长、顺利出生、平安长大，是与爸爸妈妈的缘分和羁绊，有着几分"注定"的意味，所以在孕期就买一些女宝宝、男宝宝都可以穿的衣物，宝宝的名字可以取两个，一个男孩名字，一个女孩名字。一切等胎宝宝出生以后，再重新确定吧。

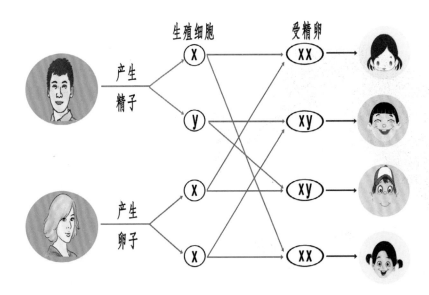

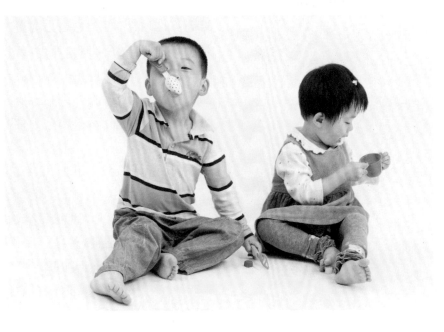

天赐的宝贝，无关性别

看似最为简单、普通的受孕，其实要想让精子和卵子相遇时间刚刚好绝不是简单的事。正常女性一个月排出 1 个卵子，而卵子的存活时间只有一两天，精子进入女性体内，失去了精液中酶与果糖的保护，大概能活两三天。在这段时间里，精子要经过重重关卡，才能进入子宫。通常进入子宫的精子就只剩下千分之一。这以后，它们以每分钟两三毫米的速度往前游，以期望进入输卵管，与卵子相遇。

这个过程对小小的精子和卵子来说，并不是简单的事。它们可能会错过彼此相遇的时间，也有可能精子的力量不能使它奋力前游，无法到达卵子的所在地，所以当精子真正地与卵子结合在一起，它们彼此已经经历千万波折，简直是神的奇迹。然而这并不意味着，女性会泰然孕育。

即使精子与卵子相遇，它们也有可能遇到各种波折。精子和卵子结合形成受精卵，受精卵会沿着输卵管的管壁颠簸着前行，它需要到达子宫，此时子宫壁会加厚，为受精卵的着床做好准备。如果在前行期间，输卵管管壁不平，或者有凸起或凹陷，则很容易挡住受精卵的

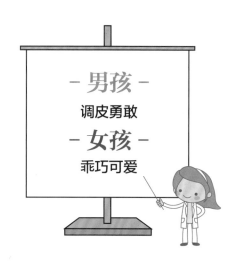

路，导致受精卵在宫外着床，形成宫外孕。它顺利到达子宫后，如果着床地点没有选好，也可能不利于孕育。

因此，当医生看着化验单，对你说"恭喜你，你要当爸爸（妈妈）了"的时候，感谢吧，这是上天赐给你们的宝贝，不管是女孩还是男孩，这都将是你们生命最好的延续。

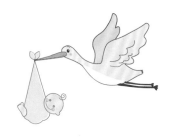

无论男孩、女孩，都是爸爸妈妈的好宝贝。

生男孩只为"传宗接代"，太 out 了

在封建社会，家中喜欢男孩，不喜欢女孩是有道理的。那时候是农耕时代，是依靠体力生存的时代，男性在体力、体格方面都比女性强，而且落后的生活水平对女性生理特点也不利，女性的生存压力大，身体易遭受疾病侵袭，经历痛苦。此外，传统思想里男孩能拜相封侯，而女孩只能在家操持生计，几乎没有光耀门楣的机会，所以从养老、生活方面考虑，男孩更有保障，渐渐地"养儿防老"的心理就根植于大众的心里了。作为新时代的父母，要从根本上摒弃这种重男轻女的思想，生男生女要顺其自然，降临到这个世界的小生命都是你的骨肉，也是你的生命的延续。现在不一样了，虽然某些工作依然需要大量体力，但更多工作已经没有体力的差别，男性女性都一样能担任，而且有些工作，女性做得要比男性更好，也更适合。在照顾父母方面，现代社会男孩和女孩一样，有时候女孩可能比男孩更细腻、贴心。现在再想着生男孩来"传宗接代"，可就太 out 了。

男孩女孩，猜猜猜

民间流传着很多辨别胎宝宝性别的法子，如果备孕女性怀孕后想知道腹中的宝宝是男孩女孩，不妨根据下面的条件来猜一下你腹中的胎宝宝是小王子还是小公主吧？

从孕吐程度来说，一般孕吐少或没有孕吐的，生男孩的概率比较大，反之，孕吐严重者生女孩的概率大；怀孕中晚期，孕妈妈的肚子中间会出现一条黑色的线，称之为"妊娠中线"，这条线越黑越可能生男孩；孕妈妈的肚子比较圆的，很可能会生男孩，肚子比较尖的则有可能生女孩；还可以从孕妈妈的皮肤来猜，如果皮肤越来越差则很可能生男孩，皮肤越变越好的则很可能生女孩；孕中晚期听胎心，如果心跳频率比较快，则可能是女孩，心跳强劲有力但比较慢的则可能是男孩。

这些方法仅仅是供孕妈准爸娱乐一下，并没有科学依据，孕妈准爸可不要当真哦！

» 生男孩的表现：
孕吐少或没有孕吐
妊娠中线颜色深
孕妈妈肚子比较圆
孕妈妈的皮肤越来越差
胎心跳动较慢

» 生女孩的表现：
孕吐严重
妊娠中线颜色较浅
孕妈妈肚子比较尖
孕妈妈的皮肤越来越好
胎心跳动较快

网传的那些生男生女秘籍

千百年来，人类一直在努力寻找一种能决定孩子性别的方法，民间更是流传着各种稀奇古怪的传说，比如：清宫表、酸儿辣女、用小苏打水冲洗阴道生男孩等，这些方法到底可行不可行，准确不准确呢？我们一起来探究一下。

清宫表到底准不准

清宫表是清代宫廷的太医们根据经验总结出来的一套预测生育男孩、女孩的方法，被人认为是一门玄机，当时专供清朝皇帝、王爷、后妃所用，民国后流传到民间。

该表以女性为准，年龄以受孕时的虚岁计，即当时的周岁再加一岁，列于表的竖列（19~41 岁），受孕月份以农历月份计算，排于表的横行（1~12 月）。母亲虚龄与受孕月份的交叉处即显示为胎儿的性别。

清宫表并不具有科学依据，因此仅仅通过看生男生女清宫表图是不科学的，如果预测正确也仅仅是巧合。

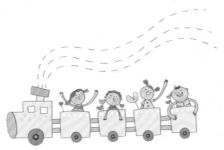

年龄	1月	2月	3月	4月	5月	6月	7月	8月	9月	10月	11月	12月
19	男	女	男	女	女	男	男	男	男	男	女	女
20	女	男	女	男	男	男	男	男	男	女	男	男
21	男	女	女	女	女	女	女	女	女	女	女	女
22	女	男	男	女	男	女	女	男	女	女	女	女
23	男	男	女	男	女	女	女	男	女	男	男	男
24	男	女	男	女	男	女	女	女	女	女	女	女
25	女	男	女	男	女	男	男	男	男	男	男	男
26	男	女	男	女	男	女	男	男	男	男	男	男
27	女	男	女	男	女	男	女	男	男	男	女	男
28	男	女	男	女	男	女	女	男	男	男	男	男
29	女	男	女	男	男	男	男	男	男	男	男	男
30	男	女	男	女	女	女	女	女	女	女	男	男
31	男	女	男	女	女	女	女	女	女	女	女	女
32	男	女	男	女	女	女	女	女	女	女	女	女
33	女	男	女	男	女	女	女	女	男	女	女	女
34	男	女	女	女	女	女	女	女	女	女	男	男
35	男	男	女	男	女	女	女	女	男	女	男	男
36	女	男	男	女	男	女	女	女	男	男	男	男
37	男	女	男	女	男	女	女	女	女	女	女	男
38	女	男	女	男	女	男	男	男	男	女	男	女
39	男	女	男	男	男	男	女	女	女	女	女	女
40	女	男	女	男	女	男	男	女	女	女	女	女
41	男	女	男	女	男	女	男	男	女	男	女	男

想生男孩，用小苏打水冲洗阴道管用吗

在民间，还流传着这样的"秘籍"——用小苏打水清洗阴道可以增加怀孕和生男孩的概率。对此，产科专家表示这是有害无益的做法。使用小苏打水冲洗阴道，破坏了阴道的自我防御功能，容易导致经久不愈的阴道炎发作，反而增加了怀孕的难度。

流传千年的"酸儿辣女"靠谱吗

"酸儿辣女"是流传最广的生男生女传言之一，意思是说如果孕妈妈喜欢吃酸的就会生男孩，喜欢吃辣的就会生女孩。其实，孕妇出现食欲下降、对气味敏感、嗜酸或嗜辣，甚至想吃些平时并不喜欢吃的食物，均属于正常的妊娠生理反应，原因是怀孕后女性体内激素水平的变化会导致妊娠反应，其中的胃肠道反应，如呕吐等还会引起食欲缺乏，导致孕妇不爱吃东西。胎宝宝的性别是由性染色体决定的，仅以孕妈妈口味的变化来判断胎宝宝的性别是毫无科学根据的。

"IT男"更易生女孩，果真如此吗

"IT男"是指计算机维修工、数据库系统管理员、游戏程序开发员等，一般是指比较宅的男性，往往在电脑前面一坐就是十几个小时。但"IT男更易生女孩"并没有科学依据，可以确定的是，疲劳、久坐和外界环境因素，会对男性的身体状况造成一定影响。所以备育男性一定不要在电脑前久坐，要每隔一段时间，站起来走走，同时多吃一些抗辐射的食物，如橙子、猕猴桃等。

"转胎药"有那么神吗

各种生男生女的所谓"祖传秘方""转胎药"被传的神乎其神，比如说有的药在怀孕60天内吃保准女孩变男孩，但这些根本没有科学依据，因为性别只由性染色体决定，在受精卵形成的时候胎宝宝的性别就已经确定了，所谓的女孩变男孩完全就是一种蒙骗的说法。

生男孩还是生女孩，在精子与卵子结合的一刹那就已经成定局了。而一旦结合了，想把受精卵中的X染色体重新换成Y染色体更加不可能。

因此，对于各种"转胎"或"换胎"的传言切莫轻信，更别乱吃什么偏方、激素，以免对母婴的身体造成不可挽回的伤害。

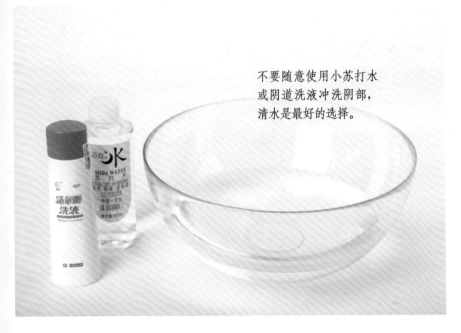

不要随意使用小苏打水或阴道洗液冲洗阴部，清水是最好的选择。

经验：只要有信心，就能战胜一切困难

　　和老公结婚已经两年了，一直没有采取避孕措施，但始终没有怀上宝宝。刚开始时并没有在意，后来在家人的催促下，我和老公才去医院做了检查，结果是我的问题，医生诊断为多囊卵巢综合征。后来我在医生的指导下坚持服用药物，并在生活中采取了一系列的措施，最终如愿以偿生下了一个可爱的宝宝。

为了宝宝，我所做的努力

即使历经失败，也要坚定信心

坚持运动，控制体重

在医生的指导下服用药物

每天科学搭配饮食，多吃利于卵子健康的食物

平和心态，不急不躁，顺其自然

✕ 辣椒　　✓ 青菜　　✓ 杂粮

忌辛辣，宜吃青菜、五谷杂粮。

成功经验关键点小结

- 吃完一个疗程的药物要重新验血查激素，如果没有什么问题，就可以尝试自然怀孕。

- 传统的中医对于多囊的调理还是非常有作用的，但是需要有很好的耐心，切忌着急。

- 坚持测排卵，然后去医院监测卵泡，在医生的指导下服用药物、同房。

- 多囊卵巢并导致发胖的姐妹们一定要减肥，多运动，游泳和跳绳都是不错的选择。

- 放松心情，减轻压力，这对因为身体原因而导致不孕的女性来说非常重要。

- 如果病情非常严重，可以采用腹腔镜卵巢打孔手术，人工促排卵。

- 不要居住在潮湿的环境里，在阴雨季节，要谨防湿邪的侵袭。

患有多囊的备孕女
性一定要保持轻松
愉快的心情，并积
极配合医生治疗。

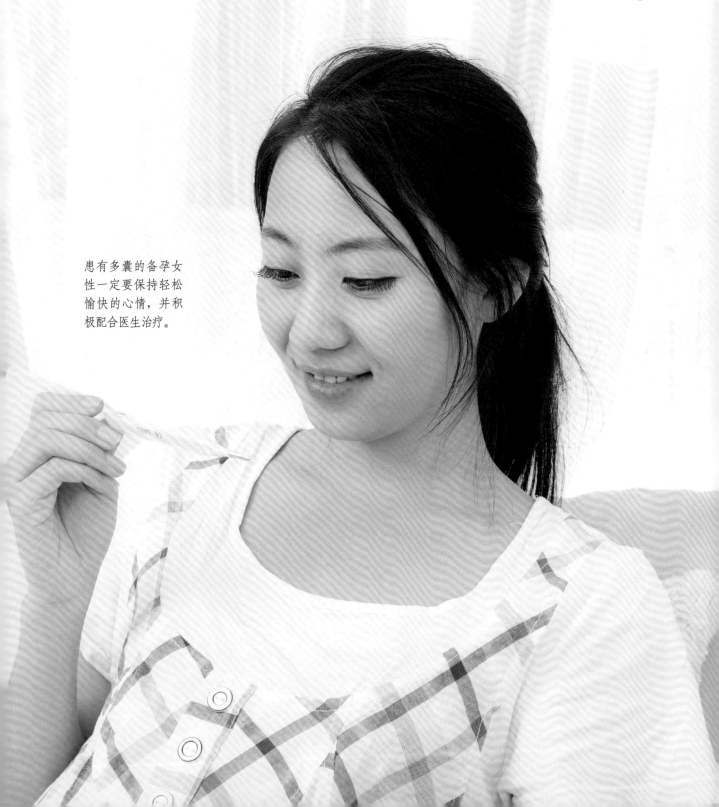

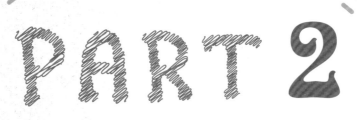

PART 2
孕前检查
一定要提前做

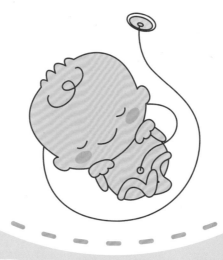

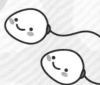

随着人们生活水平的提高，保证个人的营养均衡不再是什么问题，可是成年人的生育能力却往往出现这样那样的状况，有的人很难怀孕，有的人精子质量不高，有的人易流产，这些都与现代人的生活习惯、生活方式密切相关，正是不良的生活方式动了你的好"孕"气。

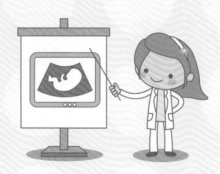

女性孕前检查

对于各位备孕女性而言，在做孕前检查时一定要如实告知医生自己的基本健康状况，如是否患有遗传病、慢性病，有无遗传病家族史等，是否曾怀孕或流产等问题，这些信息能够帮助医生做出科学客观的诊断。

孕前检查查什么

孕前检查都要检查哪些项目？什么时候去检查最合适？检查目的是什么？了解这些，才能在进行孕前检查时做到心中有数。

怀孕前，夫妻双方应该做一次全面的身体检查，具体包括体重检查、血压测量、心电图检查、传染病检查、血常规化验、尿常规化验、肝功能检查、男（女）性生殖器检查、染色体检查等，以了解备孕夫妻双方的身体是否具有怀孕的条件，如果发现问题应及时治疗。

孕前 3~6 个月做孕前检查

女性一般月经干净后的一周以内就可以了，注意在此期间最好不要同房。

做孕前检查时，最好穿宽松且利于穿脱的衣服，检查的时候会比较方便，尤其要特别提醒备孕女性，不要穿连衣裙去做孕前检查。

有些检查需要做特别准备，备孕女性也要注意。如抽血检查需要空腹，早起不要吃东西、喝水；尿常规检查需要储存一定尿液，所以早起后最好不要去洗手间，做完检查后再去，不然需要较长时间去憋尿。

- 多了解一点 -

(1) 孕前 3~6 个月做检查

(2) 抽血检查需要空腹

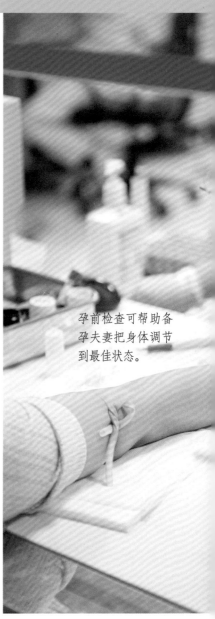

孕前检查可帮助备孕夫妻把身体调节到最佳状态。

备孕女性必检项目

检查项目	检查内容	检查目的	检查方法	检查对象	检查时间
生殖系统	通过白带常规筛查滴虫、真菌、支原体感染、衣原体感染、阴道炎症,以及淋病、梅毒等性传播疾病	是否有妇科疾病,如患有性传播疾病,最好先彻底治疗,然后再怀孕,否则会引起流产、早产等危险	普通的阴道分泌物检查	育龄女性	孕前的任何时间
优生四项(TORCH)	风疹、弓形虫、巨细胞病毒和单纯疱疹病毒 4 项	检查是否感染上病毒及弓形体,一旦感染,特别是怀孕前 3 个月,会引起流产和胎宝宝畸形	静脉抽血	育龄女性	孕前3 个月
肝功能	肝功能检查目前有大小功能两种,大肝功能除了乙肝全套外,还包括血糖、胆汁酸等项目	如果母亲是肝炎患者,怀孕后会造成胎宝宝早产等后果,肝炎病毒还可直接传播给胎宝宝	静脉抽血	育龄女性	孕前3 个月
尿常规	尿色、酸碱度、蛋白质细胞、比重、管型、尿糖定性	有助于肾脏疾患的早期诊断,10 个月的孕期对孕妈妈的肾脏系统是一个巨大的考验,身体的代谢增加,会使肾脏的负担加重	尿液	育龄女性	孕前3 个月
口腔检查	如果牙齿没有其他问题,只需洁牙就可以了,如果牙齿损坏严重,就必须提前治疗	如果孕期牙痛,考虑到用药对胎宝宝的影响,治疗很棘手,所以要提前检查,尽早治疗	牙科检查	育龄女性根据需要进行检查	孕前6 个月
妇科内分泌	包括促卵泡激素、黄体酮生成激素等	月经不调等卵巢疾病的诊断	静脉抽血	月经不调、不孕女性	孕前的任何时间
染色体异常	检查遗传性疾病	避免胎宝宝发生遗传性疾病	静脉抽血	有遗传病家族史的育龄女性	孕前3 个月
血常规	血色素、白细胞、血小板	排除血液问题及是否贫血	静脉抽血	育龄女性	孕前的任何时间
心电图	心脏情况	排除先天性心脏病等	心电图	育龄女性	孕前的任何时间

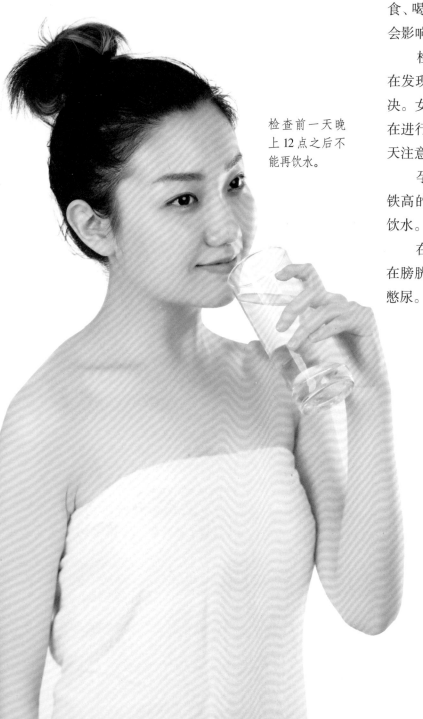

检查前一天晚上 12 点之后不能再饮水。

女性孕检前这样做，不跑冤枉路

备孕女性在进行孕前检查的当天早晨，要禁止进食、喝水，因为有的孕前检查项目需要空腹进行，否则会影响孕前检查的正常进行。

检查时间一般安排在准备怀孕前 3~6 个月，以便在发现异常或不适合怀孕的问题时，能够及时进行解决。女性在月经停止后 3~7 天进行孕前检查比较好。在进行孕前检查的前 3 天内不要有性生活，检查前一天注意休息好，保证精力充沛，注意不要清洗阴道。

孕检前 3~5 天饮食清淡，不要吃猪肝、猪血等含铁高的食物。检查前一天晚上 12 点之后不能进食和饮水。

在孕前检查中有妇科 B 超检查，此项检查需要在膀胱充盈的前提下来做，因此，要在 B 超检查之前憋尿。

月经后 3~7 天检查的原因

此时月经已经完全结束

子宫内膜已经完全修复好

孕前检查中的盆腔检查不会引起感染

可以避开排卵期，女性不会因检查引起不适

普通体检能代替孕检吗

很多人都有这样的想法：自己在单位每年都进行体检，身体很正常，还用得着再重复地做孕前检查吗？专家认为，一般的体检并不能代替孕前检查。一般体检主要包括肝肾功能、血常规、尿常规、心电图等，以最基本的身体检查为主，但孕前检查主要是针对生殖器官以及与之相关的免疫系统、遗传病史等检查。这些检查可以有效指导夫妻备孕，也可以对孕期的风险进行预估。例如有的备孕女性可能患有糖尿病，医生会在了解病情后建议是否可以怀孕或者是否需要调整治疗药物等。

所以，各位备孕女性一定要在准备怀孕前到正规医院进行孕前检查，切不可掉以轻心。

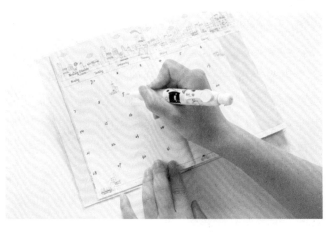

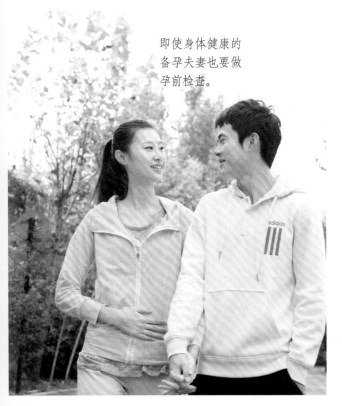

即使身体健康的备孕夫妻也要做孕前检查。

及早预防"母女相传"的疾病

遗传病是指由遗传物质发生改变而引起的或者是由致病基因所控制的疾病。这些疾病完全或部分由遗传因素决定，常为先天性的，也有后天发病的。研究证实，多种疾病容易在母女间遗传。多了解这些具有"母女相传"倾向的疾病，可以让我们及早预防，远离疾病。

乳腺癌

家族遗传患病率比常人高七至八倍。乳腺癌是一个具有明显遗传特征的疾病，如果一个家族中不止一人患有乳腺癌，就应当怀疑是否为遗传性乳腺癌。

抑郁症

母亲有情绪不稳定的疾病，有 10% 的可能性会传给女儿。

超重

肥胖有 25%~40% 是遗传因素所致，女性的体重、体型与其母亲相关性比父亲大。

骨质疏松

母亲患有骨质疏松疾病，女儿患同样疾病的概率会很高，也更有可能骨折、驼背等。

孕前接种疫苗，很有必要

每个准备做妈妈的备孕女性都希望在孕育宝宝的10个月里平平安安，不受疾病的打扰。加强锻炼、增强身体抵抗力是抵御疾病的最佳方法。但针对某些传染性疾病，最直接、有效的方法就是注射疫苗。下列疫苗备孕女性可以选择性注射。

风疹疫苗

孕期感染风疹病毒，容易在孕早期发生先兆流产、流产、胎死宫内等严重后果，也可能会导致胎宝宝出生后先天性畸形或先天性耳聋。风疹疫苗的注射时间至少在孕前3个月。

乙肝疫苗

乙肝病毒能通过胎盘屏障直接感染给胎宝宝，还可能使胎宝宝发育畸形。乙肝疫苗接种需要三次，第二针与第一针需要间隔1个月，第三针与第二针需要间隔6个月，所以要在孕前7个月开始进行注射。

甲肝疫苗

怀孕后，孕妈妈抵抗病毒的能力减弱，且妊娠期因内分泌的改变和营养需求量的增加，肝脏负担加重，所以很容易感染甲肝病毒，特别是对于经常出差或者长时间在外面就餐的女性来说，更应该注射甲肝疫苗。甲肝疫苗的注射时间至少在孕前3个月，接种甲肝疫苗后8周左右，便可产生很高的抗体，获得良好的免疫力。

流感疫苗

流感疫苗抗病时间只能维持1年左右，且只能预防几种流感病毒，如果预计怀孕时间在流感高发期，可根据自己的身体状况自行选择。接种至少在孕前3个月进行。流感疫苗不是打得越多越好。

水痘疫苗

孕早期感染水痘，可导致胎宝宝先天性水痘或新生儿水痘；孕晚期感染水痘，可能导致孕妈妈患严重肺炎。接种水痘疫苗最好在受孕前3~6个月进行。

备孕女性注射疫苗，一定要在医生指导下进行。在注射疫苗时应问清楚，注射多久后怀孕才安全，方可计划怀孕，尽可能避免疫苗对胎宝贝产生影响。一般注射疫苗，最好安排在孕前3个月，除非正处于疾病流行之中，必须接种。

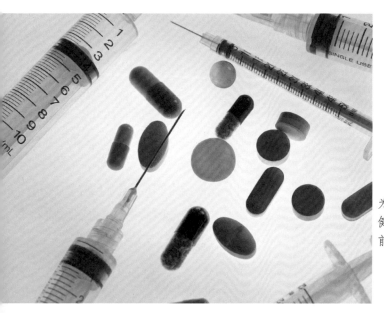

为了有一个舒适的孕期、健康的宝宝，最好在孕前接种疫苗。

别忘了做个口腔检查

人体是一个完整的系统，一个器官的病变也必将影响到其他器官，在孕期更是如此。孕期的口腔疾病会危害胎宝宝的正常发育，备孕女性最好提前做一次全面的口腔检查。

牙周病

孕期牙周病越严重，发生早产和新生儿低体重的概率越大。怀孕前应该消除炎症，去除牙菌斑、牙结石等局部刺激因素。

龋齿

龋齿即蛀牙。怀孕会加重龋齿，但是孕期治疗受限，孕前未填充龋洞可能会发展至深龋或急性牙髓炎，剧痛会令人辗转反侧，夜不能眠。调查显示，母亲有蛀牙，下一代患蛀牙的可能性也大大增加。所以，孕前治愈蛀牙，对自己和小宝宝的健康都有益。

阻生智齿

无法萌出的智齿上如果牙菌斑堆积，四周的牙龈就会发炎肿胀，随时会导致冠周炎发作，令你的腮部肿胀，张口困难，无法进食，甚至有可能会得海绵窦静脉炎。

残根、残冠

如果怀孕前有残根、残冠而未及时处理，孕期就容易发炎，出现牙龈肿痛，应该及早治疗，或拔牙，或补牙，以避免怀孕期间疼痛。

男性患有牙周炎，也将影响到精子质量。所以，怀孕前，夫妻双方应给牙齿做个检查。

备孕女性最好是能洗一次牙，把口腔中的细菌去除掉，确保牙齿的洁净，保护牙龈，避免孕期因为牙斑菌、牙结石过多而导致牙齿问题。

口腔保健小窍门

坚持每日 2 次有效刷牙
用 35~36.5℃ 的温水刷牙
刷牙时宜轻柔，不可太用力
餐后嚼一片不含蔗糖的口香糖
起床后叩齿 2 分钟左右
尽量少用牙签剔牙
多吃蔬菜水果

✓ 刷牙

✓ 口香糖

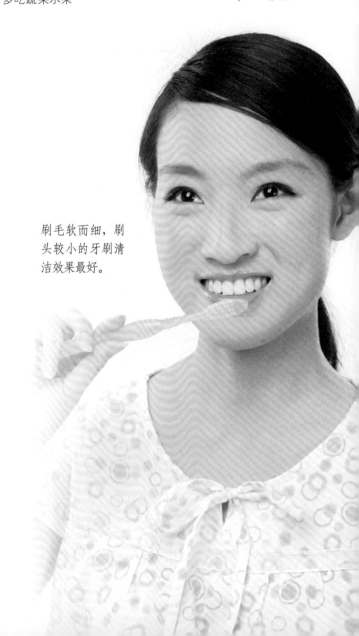
刷毛软而细，刷头较小的牙刷清洁效果最好。

乳房检查，为宝宝的"饭碗"努力

健康的乳房才可以进行母乳喂养。孕前进行细致的乳房检查，排除可能的疾病，可以为母乳喂养打下良好的基础。乳房自我检查的时间应在月经来潮后的第9~11天。对于初学乳房自我检查的备孕女性，可在1个月内的几个不同时间进行检查，之后再改为每月1次例行检查。

乳房自我检查的方法

1. 直接观察：仔细观察每一侧乳房的外观，大小、皮肤颜色和乳头颜色，乳房是否有湿疹，或者皮肤是否出现凸痕，两个乳头高度的差别，乳头有无液体流出。

2. 抬臂观察：抬起一侧手臂看另一侧乳房是否随之抬起。检查乳房上部与腋下结合部有无异常。双手举过头顶，身体转向一侧反复观察乳房的侧面。用同样的方法观察另一侧。

3. 双手后置观察：双手平稳地放在臀部，用力按压，觉得胸部的肌肉紧张起来，然后进行观察，看乳房是否有异物突起。

4. 上身前倾观察：上身前倾，寻找皮肤的凸痕或皱纹，检查乳房轮廓的变化或者乳头的回缩是否正常。

5. 肿块检查：将右臂放在头下，胳膊下面的乳腺组织会移向胸部的中央，用左手检查右侧的乳房是否有肿块，触摸时稍微用力，这样手将更接近乳腺组织。注意先摸乳房，再摸腋下，用中指和食指的指腹顺着一个方向全面检查乳房。用同样方法检查左侧的乳房。

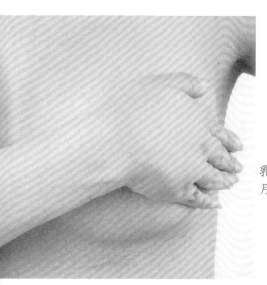

乳房自我检查的时间应在月经来潮后的第9~11天。

-多了解一点-

(1) 备孕时到医院做一次全面的乳房检查

(2) 月经来潮后的第9~11天进行乳房自我检查

» 输卵管造影前要知晓：造影时间选择在月经干净后的3~7天；造影前要进行试剂过敏试验；造影前应检查有无其他妇科炎症；造影前3天不能进行性生活；造影后2周内避免盆浴。

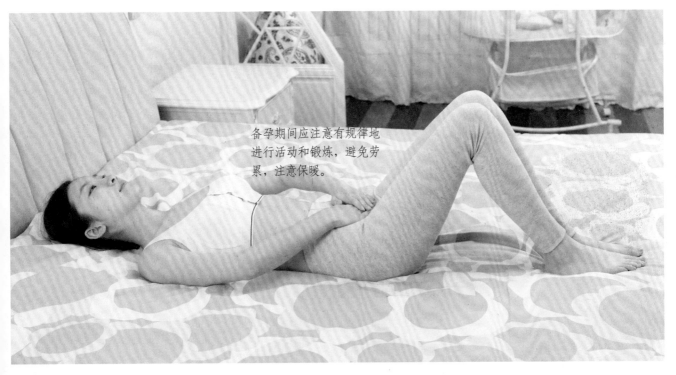

备孕期间应注意有规律地进行活动和锻炼，避免劳累，注意保暖。

疑似输卵管不通，做通液还是造影

输卵管是精子和卵子结合的地方，卵子受精后由输卵管向子宫腔移动。输卵管不通或通而不畅是不孕症最常见的问题，一般情况下导致不畅的原因有子宫内膜异位、盆腔炎症等。

输卵管检查的常用手段有输卵管通液和输卵管造影。许多备孕女性在输卵管检查时，会面临着选择造影还是通液的难题，其实只要了解了二者检查或诊断的原理，自然能做出正确的判断。

输卵管通液是将生理盐水从宫颈注入宫腔，再流到输卵管，根据液体的流动速度和受到的阻力大小，来了解输卵管的通畅度。同时通过液体的一定压力，可使梗阻的输卵管恢复通畅，属于早期检测输卵管是否畅通的一种方法。输卵管通液需要依靠医生手动操作，评判也完全由医生主观感觉，因此这种方式造成误诊的情况较多。另外，通液会增加感染概率，操作不当有导致输卵管破裂的风险。

输卵管造影是指通过导管向宫腔及输卵管内注入造影剂，利用

X 线透视及摄片，最终根据造影剂在输卵管及盆腔内的显影情况来了解输卵管是否通畅、阻塞部位及宫腔形态的一种检查方法。输卵管造影相比通液有一定的优势：诊断结果清晰明了，准确率高，对输卵管有轻度的疏通作用，身体伤害小。

通过综合比较，建议要确定输卵管是否通畅的备孕女性优先选择输卵管造影检查，这样既能一次查清问题，又能减少对身体的损害。不过造影检查需要满足一定的条件才能进行，在确实不能进行造影检查的情况下可采用通液检查。

男性孕前检查

　　在医院经常会看到备孕夫妻做孕前检查，但是其中多数情况是丈夫陪同妻子做检查，而自己却不做孕前检查。医生会建议男方也做一下相关检查，但得到的大多数回答是"我身体很好，不需要检查"。其实这种想法是不对的，因为男女双方中的任何一方都会影响怀孕。

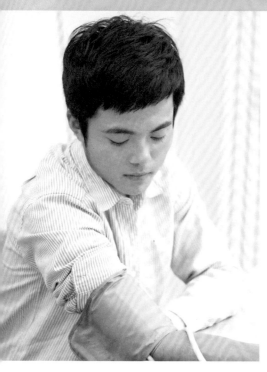

备育男性必检项目

　　备育男性检查项目包括精液检查、男性泌尿生殖系统检查、全身体格检查、家族病史询问。

精液检查

　　通过检查精液，可以检测是否少精或弱精，精子活力、畸形率、死亡率，是否有前列腺炎等。一般情况下，这项检查并不是必须要做的。有正常不避孕的性生活1年以上未怀孕的，一般要进行这项检查。

泌尿生殖系统检查

　　男性泌尿生殖系统的疾病对下一代的健康影响极大，因此这个检查必不可少。

全身检查

　　血压、血脂、肝功能等也需要检查，以了解基础健康状况。梅毒、艾滋病等传染病检查在有些时候也是很必要的。

家族病史询问

　　医生会详细询问体检者和家人以往的健康状况，特别要重点询问精神病、遗传病等，必要时要检查染色体、血型等。

男性孕检前注意这四点

　　男性进行孕前检查应注意以下几个事项：

　　1. 检查前3天不要抽烟喝酒，不要吃油腻、糖分高的食物。

　　2. 孕前检查前3~5天不能有性生活，禁欲时间太短或太长都有可能影响精子的品质。

　　3. 体检前一天应洗澡，保证身体的清洁度。

　　4. 抽血要空腹，因此检查前一天晚饭后不要再吃东西，保证在抽血前空腹8小时以上。

精液检查，看这几项就够了

　　精液检查通过以下指标来确认：

精液颜色

　　正常精液为灰色或乳白色。淡黄色见于排精时间间隔长者。棕红色见于精囊炎症、精囊肿瘤、前列腺炎症。

精液气味

　　类似角豆树或栗树花的特殊腥味。如果有难闻的气味表明可能有感染。

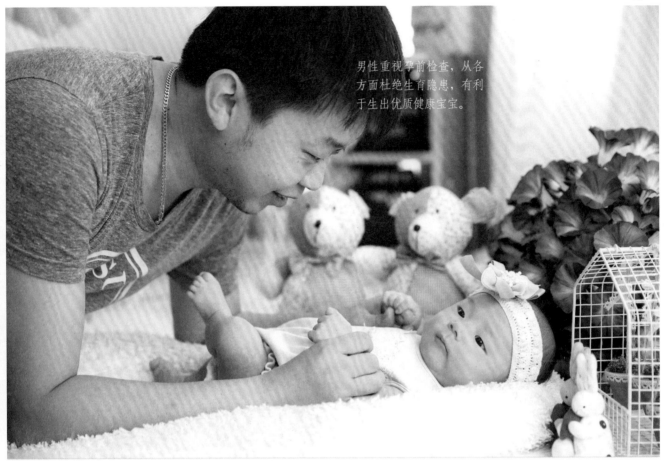

男性重视孕前检查，从各方面杜绝生育隐患，有利于生出优质健康宝宝。

液化

正常精液刚射出时呈稠厚的胶冻状，并于 3~30 分钟后液化，化为稀薄的液体。反之则不正常。

精液量

正常为 2~6 毫升，少于 1 毫升或多于 8 毫升均为异常。

酸碱度

正常 pH 为 7.0~7.8。

白细胞

白细胞增多表明生殖道或副性腺存在感染，比如前列腺炎。

精子形态

如果精子的畸形率超过 20%，生育力可能会受到影响。

存活率

精子死亡率超过 50%，精子活动力低于 60%，都会引起不育。

》孕前检查生殖器：有无先天性生殖器畸形；生殖器是否有炎症；生殖器有无皮肤病；有无生殖器肿瘤；泌尿系统是否存在感染，如尿道炎、膀胱炎。

孕检有问题不用愁

备孕夫妻通过孕前检查可能会发现多种影响怀孕的问题，这时不用过度担心，许多小问题只需要根据医生的建议进行治疗即可，或者根本不需要治疗，只需改变生活习惯就能改善。

卵巢囊肿要听医生指导

"卵巢囊肿"，顾名思义就是指卵巢内部或表面生成肿块，它是卵巢肿瘤的表现形态之一，绝大部分卵巢囊肿都为良性肿瘤。发病原因可能与遗传、环境及生活方式和内分泌等因素有关。卵巢囊肿的主要症状表现为：

下腹坠痛

经常出现下腹坠痛，一定要及时诊治，排除卵巢囊肿的可能。

腹内肿块

某些患者下腹部会有肿块，肿块可移动，一般触之无痛感，但恶化后会有刺痛感。

月经不调

卵巢囊肿会导致女性的卵巢失去正常的功能，从而引发女性月经不调，有些严重的会出现闭经。

卵巢囊肿的治疗考虑两个方面：一是它的性质，二是它的大小。大多数卵巢囊肿都是良性的，且许多肿块可能会自行缩小，所以可能根本不影响怀孕，也不需要特别的治疗。如果囊肿过大或有恶化倾向（如增长过快），影响正常排卵，这时就要进行药物治疗或者手术治疗，一般建议治疗后再怀孕。现在手术治疗后成功受孕的例子很多，备孕女性不用太过担心。只有在卵巢囊肿恶化到极为严重的情况，医生才会建议切除单侧或双侧卵巢。

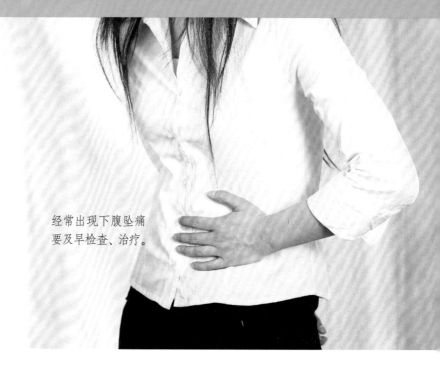

经常出现下腹坠痛要及早检查、治疗。

多了解一点

(1) 小于 5 厘米的卵巢囊肿不需要手术治疗，但需要持续观察

(2) 大于 5 厘米的卵巢囊肿需要手术治疗

小小贫血不用愁

孕前贫血的女性一定要提前治疗，因为孕期持续贫血会并发妊娠高血压综合征，分娩时由于贫血常常发生宫缩乏力，导致产程延长。贫血还会影响胎宝宝的生长发育，所以应积极治疗。若是孕前检查结果为重度贫血，建议治愈后再怀孕。

女性贫血以缺铁性贫血最为常见，调节饮食是治疗和预防缺铁性贫血的有效手段。

有意识地食用含铁量高的食物

贫血女性需要适当多食用含铁丰富的食物，如动物肝脏、蔬菜、肉类、鸡蛋等，其中猪肝的含铁量最高。瘦肉、紫菜、海带、菠菜等也含有一定量的铁。

摄入适量的高蛋白食物

高蛋白食物有利于血红蛋白的合成，常见的食物有鱼类、肉类、禽蛋等。

经常食用富含维生素 C 的水果和蔬菜

维生素 C 能够提高铁的吸收率，所以要多食用含有维生素 C 的水果和蔬菜。如西红柿、樱桃、橘子、猕猴桃、青椒、芹菜等。

少喝浓茶

茶叶中含有鞣酸，会与食物中的铁元素发生化学反应，生成难以溶解的物质，阻碍铁的吸收，加剧缺铁性贫血。另外，在生活上注意适量运动也有利于改善贫血状况。

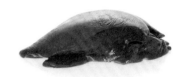

» 每 100 克食物的含铁量：

猪肝（含铁 31.3 毫克）

鸡肝（含铁 13.1 毫克）

蛋黄（含铁 10.2 毫克）

猪肾（含铁 5.6 毫克）

猪肉（含铁 3.4 毫克）

牛肉（含铁 3.2 毫克）

芝麻拌菠菜
芝麻拌菠菜可以补铁，预防贫血，让备孕女性气色好。

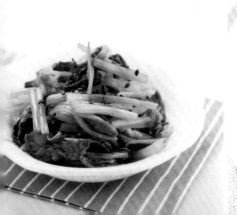

银耳花生仁汤
银耳花生仁汤每周喝一次，可以有效改善贫血症状。

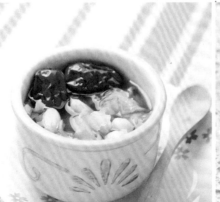

油菜炒牛肉
油菜炒牛肉荤素搭配，更利于营养均衡，还可补铁补血。

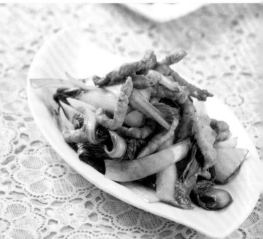

患上乙肝，还能怀孕吗

乙型病毒性肝炎（乙肝）是由乙型肝炎病毒引起的一种世界性疾病。发展中国家发病率很高。该病主要通过血液、母婴和性接触进行传播。乙肝疫苗的应用是预防和控制乙型肝炎的根本措施。

理论上讲，不管是大三阳还是小三阳，只要肝功能正常，也没采取任何治疗，随时都可以怀孕，怀孕后要注意阻断。但是，如果你的肝功能受损了，乙肝病毒 DNA 呈阳性，并且正在进行抗病毒治疗，暂时不太适合怀孕，建议等 DNA 转阴、肝功恢复正常再受孕。

对于身患乙肝的男方，到底父婴传播的风险有多大，目前存在争议。当然，等病毒 DNA 检测转阴、肝功能正常再准备生育，是最安全不过的了。乙肝患者是否能够怀孕，最好听专家的建议。

治好宫颈炎再怀孕最安全

宫颈炎一般不会影响怀孕，但是如果炎症较重，会影响宫颈功能，会对怀孕造成影响。重度宫颈炎患者常有阴道分泌增多，白带黏稠，有时候呈脓性，使阴道内环境改变，毒素炎症细胞增多，非常不利于精子通过宫颈管。

宫颈炎可采用阴道灌洗、局部上药、中药治疗、物理疗法等方法治疗，但一定要在医生指导下进行。预防宫颈炎，生活上要讲究性生活卫生，避免人工流产，以减少人为的创伤和细菌感染的机会，并定期做妇科检查，以便及时发现宫颈炎症，及时治疗。

异常白带及病变

白带是女性生殖器官是否健康的重要判断标准。白带是由前庭大腺、子宫颈腺体、子宫内膜的分泌物和阴道黏膜的渗出液，以及脱落的阴道上皮细胞混合而成，它含有乳酸杆菌、溶菌酶和抗体，因此有抑制细菌生长的作用。正常的白带呈白色稀糊状或蛋清样，黏稠无异味。准备怀孕的女性要学会观察自己的白带情况，警惕异常白带的出现。

性　状	可能疾病
大量无色透明黏性白带	慢性宫颈内膜炎、卵巢功能失调、阴道腺病等
白色或灰黄色泡沫状白带	滴虫性阴道炎，常伴有外阴瘙痒
凝乳状白带	念珠菌阴道炎，常伴有严重外阴瘙痒或灼痛
灰色鱼腥味白带	细菌性阴道炎
黄色或黄绿色脓样白带	滴虫或淋菌等细菌性阴道炎、宫颈炎，也有可能是宫颈癌或阴道癌
血性白带	宫颈息肉、黏膜膜下肌瘤，或宫颈癌、子宫内膜癌
水样白带，通常伴有奇臭	黏膜膜下肌瘤伴感染或宫颈、阴道、卵巢的癌变

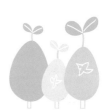

白带异常，要查原因

如果孕前发现白带异常，要及早检查和治疗。到任何一家正规医院做妇科常规检查，都可以查出白带异常的原因，并在医生的协助下进行对应治疗。做好日常防护，可以防止细菌侵入阴道，影响子宫。以下几点会对你有所帮助。

1. 个人贴身物品，如内裤、泳裤要单独放置。

2. 少去公共浴池、泳池。在外住宿，自带随身衣物，不用他人或旅馆提供的浴巾、衣物等。

3. 采用淋浴，最好不用盆浴。

4. 贴身衣物要勤洗勤换，并在阳光下晒干。

5. 每天用温水（开水晾温）清洗外阴和阴道口。除非是医生开的处方，否则不要用任何洗液，它们会破坏阴道自身的酸碱平衡。

6. 私处清洗用具要卫生。

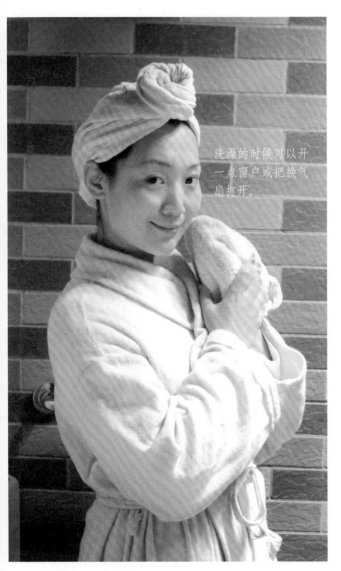

洗澡的时候可以开一点窗户或把换气扇打开。

私处清洁用品的选择

盥洗盆最好用玻璃质地的
棉质毛巾必须是专用的
毛巾用完用开水消毒

✓ 玻璃盆

✓ 开水消毒

生理期别忽视阴部清洁

生理期也要用温水清洗外阴
采用淋浴方式
勤换卫生巾

✓ 淋浴

✓ 卫生巾

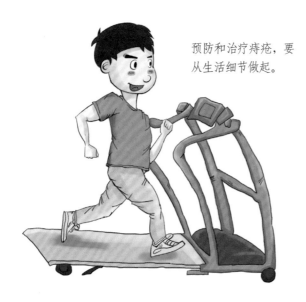

预防和治疗痔疮，要
从生活细节做起。

老公精子不好，压力好大

　　精子是影响怀孕的一大因素，精子的数量、质量和活力是优生优育的关键。备孕女性是不是一听说自己老公精子不好，立马就会觉得怀孕无望呢？其实许多因素都可能影响到精子，如年龄、生活习惯、环境、药物、精神紧张等。应该通过检查确定影响精子质量的原因，如果是前列腺炎等疾病引起的就要对症治疗，如果本身不存在其他疾病，需要放松身心，戒除不良嗜好，规律饮食，调整好身体状态即可。

　　备育男性只要按照医生的要求按时服用药物，同时注意戒烟戒酒、饮食规律、锻炼身体，一般都可以提升精子质量。另外，备孕夫妻不要过于紧张，以免影响到正常的内分泌系统，使治疗期延长。

小小痔疮别害怕

　　女性怀孕后，机体分泌的激素易使血管壁的平滑肌松弛，增大的子宫压迫腹腔的血管，这样会使怀孕女性原有的痔疮加重，或出现新的痔疮。因此，如果孕前患有痔疮的女性，应积极治疗痔疮。

　　1. 合理饮食，避免因暴饮暴食而使得直肠的压力过重。日常饮食中宜多食新鲜蔬菜、水果等富含膳食纤维和维生素的食物，少食辛辣、酸性等刺激性食物，并注意少食多餐，粗细搭配。

　　2. 注意肛门局部清洁，坚持每天进行温水坐浴，按摩肛周组织 3~5 分钟。尤其是痔疮发作时，每天至少进行两次肛门热水坐浴，可促进肛门局部血液循环，及时治疗肠道炎症和肛门局部炎症。

　　3. 每天有意识地进行 3~5 次提肛，可以收到不错的效果。具体做法是：全身放松，或坐或立或卧均可，摒弃一切杂念，有意收缩肛门，缓慢上提，将气息提至丹田，然后放松。

　　4. 避免久坐不起，避免滥用刺激性的药物。

　　5. 注意下身保暖，保持血液通畅，多饮开水，避免缺水导致的肠道干涩，大便干结。

　　治疗方法：内痔可根据病情选择注射疗法、枯痔钉疗法、胶圈套扎疗法等物理疗法或者手术疗法；外痔无需特殊的治疗，只要保持肛门清洁，避免局部刺激即可。

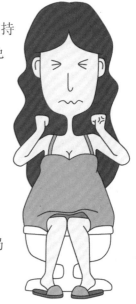

子宫肌瘤酌情处理

　　子宫肌瘤根据肌瘤生长位置分为黏膜下肌瘤、浆膜下肌瘤、肌壁间肌瘤。一般浆膜下肌瘤对于受孕的影响比较小；黏膜下肌瘤会造成经期延长和月经量增多，容易造成不孕和流产；肌壁间肌瘤如果肌瘤小，一般不影响受孕，如果肌瘤大会使宫腔变形，子宫内膜受压，影响受精卵的着床和胚胎发育。

　　子宫肌瘤可根据具体情况选择药物治疗或者手术治疗。如果是浆膜下肌瘤，且数量不多，手术后1年就可以怀孕；如果肌瘤较大，数目多，那手术后就需要避孕2年以上。一般在手术剥离子宫肌瘤后的1年内，不能马上怀孕；如果子宫肌瘤长在宫腔内，需积极治疗后才能计划怀孕。

　　子宫肌瘤剔除术后怀孕者，应及时到医院做相关检查，这是因为分娩过程中出现异常的可能性比正常子宫者大，需密切观察。子宫肌瘤剔除术后可能复发，因此在产后还应定期随诊检查。

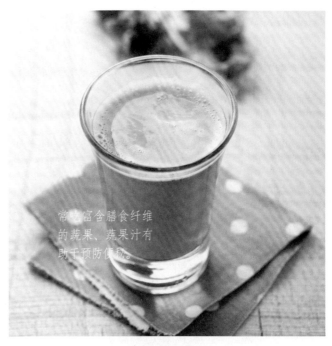

常吃富含膳食纤维的蔬果、蔬果汁有助于预防便秘。

便秘女性宜多吃的食物

含膳食纤维多的食物	糙米、红薯、白菜、韭菜、芹菜、蘑菇、梨、草莓
含脂肪酸较多的坚果	核桃、腰果、葵花子
促进肠蠕动的食物	香蕉、蜂蜜、果酱、麦芽糖
含水分多的食物	冬瓜、西瓜、白菜、生菜、橙子

顽固便秘要"赶跑"

　　很多女性以为便秘是小问题，但如果怀孕后仍然便秘(怀孕可使原有便秘加重)，害处便会很多。

　　1. 长期便秘，肠道毒素堆积，对发育中的胎宝宝影响严重，甚至可导致胎宝宝畸形。

　　2. 费力排便时腹压明显增加，易引起子宫收缩，严重的可导致流产、早产。

　　3. 久坐排便，突然体位改变，可使孕妈妈出现体位性低血压，晕倒在地。

　　4. 如果合并胎盘低置或盆腔肿物，腹压的增加可能导致阴道出血，盆腔肿物扭转而导致腹痛等。

　　5. 有的便秘导致孕妈妈在分娩时，堆积在肠管中的粪便会妨碍胎宝宝下降，引起产程延长甚至难产。

　　因此，要加强体育锻炼，多吃新鲜蔬菜和水果，必要时需药物治疗，在孕前就要"赶跑"便秘。

甲亢怎么办

甲亢引起人体代谢过强，会出现心慌、多食易饥并伴有明显消瘦、怕热多汗、一日内大便数次、乏力、手足发抖、眼睛发胀、眼球突出，女性多伴有月经异常。备孕女性在做孕前检查时若发现有甲亢症状，应及时通过药物和食物来进行治疗。

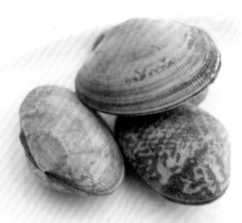

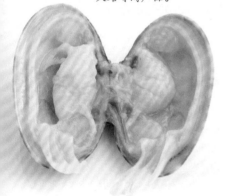

甲亢女性应忌食牡蛎、文蛤等海产品。

药物要及时更换

临床上治疗甲亢一般有手术、放射性治疗、口服药物治疗三种，其中应用较广的药物治疗主要使用甲巯咪唑和丙硫氧嘧啶两种药物。如果甲亢女性准备怀孕，医生一般会建议服用丙硫氧嘧啶，因为这种药的胎盘通过率低，怀孕后对胎宝宝影响小。若是在服用甲巯咪唑治疗阶段意外怀孕，需要尽快调换成丙硫氧嘧啶，并注意检测甲状腺功能指标。若是怀孕后才发现的甲亢，则要咨询医生的治疗建议，是否服药和服用什么药物都要听医生的指导。但是一般情况下，怀孕后治疗甲亢不能使用放射性元素治疗或手术治疗。

低碘饮食需保持

一般甲亢患者在治疗期间都会遵照医嘱保持低碘饮食，也就是食用无碘盐，忌食海产品及其他含碘食物。在备孕阶段，普通女性可能会增加碘的摄入，但是甲亢女性一般建议继续保持低碘饮食，除非所在区域属于缺碘区域。备孕女性也可以咨询医生的建议。

甲状腺功能检查要持续

在备孕阶段要注意持续检测甲状腺功能各项指标是否正常，出现异常需要按医生指导调整药物或药量，切勿自己调整药量或擅自停药。一般只有经过持续检查，各项指标正常以后，医生才会建议怀孕。

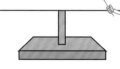

－多了解一点－

(1) 促甲状腺激素正常参考值：0.34~5.60国际单位/升

(2) 各医院化验室给出的参考值都不太一样，以医院给出的范围为准

甲减女性怀孕放轻松

甲减女性在备孕期间需要特别注意的一些事项：

孕前检查指标稳定

有的女性是在怀孕前就已经确诊为甲减，并持续在服药，一般医生会建议女性在血清游离 T3（FT3）、游离 T4（FT4）正常且 TSH 低于 2.5 国际单位／升的情况下进行备孕。备孕期间及孕期一般会继续服用药物左甲状腺素钠片（优甲乐）来调整甲状腺激素水平。这种药对胎宝宝基本不会有不利影响，可以持续服用，但一定要在医生指导下服用。

定期复查

与甲亢备孕女性一样，甲减的女性也应按时定期复查甲状腺功能。需要指出的是，有些女性可能孕前并未查出甲减，但怀孕后因为机体甲状腺素不能满足自身和胎宝宝的需要而出现甲减或亚临床型甲减，此时需要在医生诊断后，由医生指导尽快用药，调整体内甲状腺激素水平，以免影响胎宝宝的甲状腺发育，另外，此类女性有部分在生产完后甲状腺就会恢复正常。所以孕妈妈不必过于担心，一般情况下胎宝宝都会健康发育。

保持心情愉悦

有些甲减患者本身情绪容易低落、抑郁，其实患者应该保持心情愉悦，这样有助于缓解病情。

孕前饮食听指导

由于甲减有多种病因，所以饮食上要咨询医生的建议。一般要注意少吃高脂肪类食物和易引起甲状腺肿的食物，多吃补血、高钙食品。是否需要补碘或多食用含碘食物需要咨询自己的内分泌科医生，切勿自行补充。

虾皮鸡蛋羹
高蛋白食物利于甲减患者身体的修复，所以甲减患者可常吃蛋类及奶类食物。

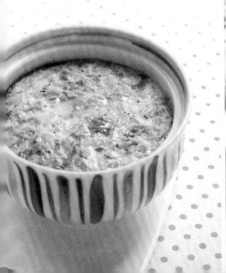

海带烧黄豆
因为体内碘含量不足，所以甲减患者可适当食用一些海产品，如海带、紫菜等。

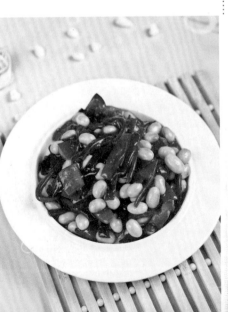

草莓汁
甲减患者可饮用一些蔬果汁，以达到降低脂肪的目的，如苹果汁、草莓汁等。

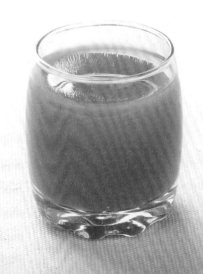

>> · 宫寒
>> · 成功经验分享

经验：调理宫寒，自然受孕

我和老公备孕半年后，一直没有动静。一次闺蜜问我为什么还没怀上，我毫不在意地说："月经时间不准，谁知道啥时候碰上排卵期，而且我有时候腹痛，还怕冷，不知道咋回事。"

闺蜜说："你这是宫寒的症状，以前我也有过，后来通过调理，我现在也不痛经了，而且月经也规律了。"在闺蜜的建议下，我开始慢慢进行调理，2 个月后，就顺利怀孕了。

我调理宫寒的方法

多运动，可改善血液循环

夏季适当使用空调，温度不调太低

艾条温灸，每天灸关元、气海穴 30 分钟

晚上睡觉盖好腹部

不洗凉水澡，注意足部保暖

保持合理体重，不过度减肥

饭前喝一碗温热性质的汤

 ✓ 鸡血豆腐汤　 ✓ 阿胶花生红枣汤　 ✓ 牛肉胡萝卜汤

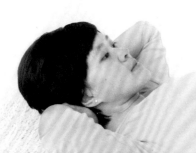

每周做三四次"暖宫操"，子宫温度可提高 0.15℃！

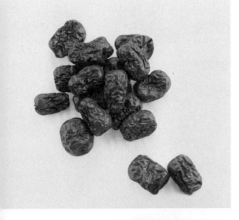
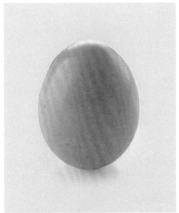
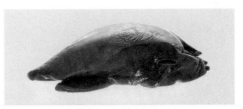
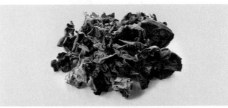

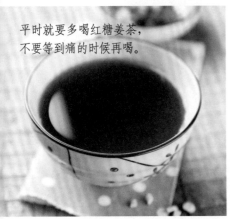

平时就要多喝红糖姜茶，
不要等到痛的时候再喝。

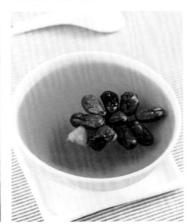

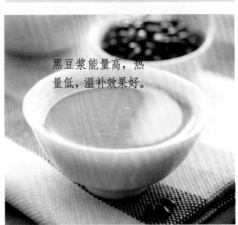

黑豆浆能量高，热
量低，温补效果好。

成功经验关键点小结

● 坚决杜绝吃冷饮，因为当时正值炎热的夏季，几次打开冰箱的冷冻室，把冰凉的雪糕拿到手里，又放下了，后来索性不再囤冷饮，回家只喝温开水解暑了。

● 平时多吃一些补铁补血的食物，像红枣、猪肝、鸡蛋、木耳等，经期会多喝一些黑豆浆或者红糖姜茶，以起到暖宫散寒的作用。

● 坚持运动，规律生活。不熬夜，每天 22:30 准时上床睡觉，第二天 6 点左右起床。我和老公坚持了一段时间，精神和气色明显好了很多，身体也感觉有劲儿了。

● 保持心情舒畅，不轻易动怒。当心情不好时，会及时找排解的方法，丰富自己的生活，这样就不会钻牛角尖了。我和老公还商定，不要把工作中的负面情绪带回家，这样就不会烦闷、抑郁了。

PART 3

找对排卵期，
随心备孕很容易

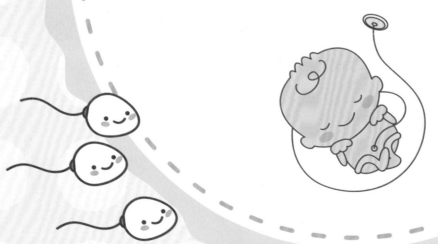
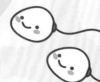

在计划怀孕时，准确掌握自己的排卵期是很重要的。有些夫妻备孕很久，却一直没有消息，其实这与性生活的时间不对也有很大关系。那么，怎么才能让精子和卵子在对的时间相遇呢？备孕女性赶快查一查自己的排卵期吧！

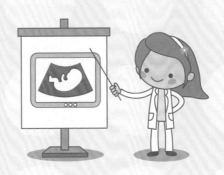

找对排卵期，好"孕"自然来

掌握准确的排卵期，有利于顺利怀孕。卵巢在排卵时，身体会有一些细微的变化，如果能仔细留意一下这些变化，你会比较容易找对排卵期。

排卵期，你的那些特别感觉

一般来说，正常生育年龄的女性卵巢每月只排出 1 个卵子。医学上将排卵日的前 5 天和后 4 天，连同排卵日在内共 10 天称为排卵期，排卵期是受孕的好时机。女性在排卵期，身体常会出现一些自己意识不到的改变。

白带变化

白带是由子宫内的腺体分泌物、宫颈管的黏液分泌物以及阴道的分泌物组成的。正常的白带平时是没有味道的白色稀糊状液体，排卵期间变成鸡蛋清状的稀薄液体，女性会感觉私处滑润，且白带拉丝性高。

排卵痛

每个月经周期中，排卵期部分女性下腹部有时会隐隐作痛，甚至有些女性在卵子从卵巢中排出的瞬间，会感觉剧烈的疼痛，这被称之为"排卵痛"。但这种现象并不是所有的女性都会发生，统计发现约有 1/3 的女性有此症状。

排卵期出血

排卵前后由于体内雌激素分泌量的波动，可能会引起少量子宫出血。

体温上升

体温在排卵后略有升高，如能坚持每天清晨测量基础体温，就能根据体温变化，寻找出排卵日。

找对排卵期，然后呢

在排卵期每隔一天同房一次，可大大增加受孕的概率。同时，做丈夫的要重视妻子的感受并使妻子达到性高潮。备孕夫妻要注意在日常生活中多交流、多沟通，并给双方自由的空间，使夫妻关系更加融洽，在性生活前适当地多制造一些浪漫，使双方都得到满足，有利于孕育聪明的宝宝。

保持轻松愉快的心情

如果想要孩子的心情比较急切，或是处在来自周围亲戚、朋友的压力中，会使你们经常处于焦虑和紧张中。有时，甚至连你们自己都意识不到自己已经处于这种紧张之中。精神的过度紧张、焦虑，会引起精子产生减少、排卵障碍等一系列影响妊娠的生理变化。

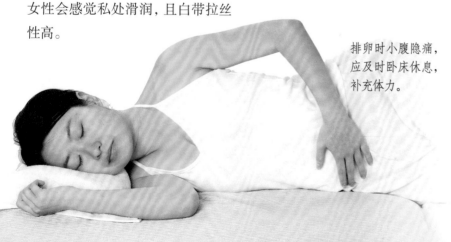

排卵时小腹隐痛，应及时卧床休息，补充体力。

月经规律但周期过长或过短不影响受孕

月经周期的长短因人而异，从21~36天不等，平均约为28天，这也是我们常说的正常周期。有些人的月经周期异于这个参考值，或长或短，但是每次都很规律。有这种情况的需要先查一下生殖内分泌激素，如果内分泌激素是正常的，那么排卵就是正常的。而排卵的时间一般在下次月经来之前的第14天左右，这个大家一般都是差不多的。

那么为什么月经周期在个体上会出现这么长时间的差距呢？我们可以从右边这幅图中一探究竟。

从这个示意图中，我们可以看出，一个月经周期分为卵泡期、排卵期、黄体期三个时期。一般情况下，卵泡期由月经第1天开始至卵巢排卵止，历时14天左右。但因为雌激素和孕激素的调节作用，有些人这个阶段发展得快些，有些人慢些，而排卵日到下次月经来的时间是不变的，所以才会出现月经周期因人而异的现象。从纵向来说，每个人每个月的卵泡期一般是固定的，所以只要月经周期规律，排卵正常，一般不会影响受孕。

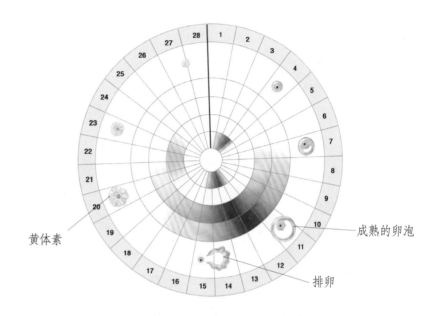

黄体素　成熟的卵泡　排卵

28天为一个生理周期示意图

性激素是如何促排卵的

卵泡期。在来"大姨妈"的时候，下丘脑会发出一个信号给垂体，让垂体分泌两种促性腺激素：促卵泡激素（FSH）和黄体生成激素（LH）。FSH作用于卵巢，启动卵巢中的一个或几个卵泡发育。雌激素是和卵泡同生同长的激素，它一面促使卵泡长大，一面和FSH诱导出LH的受体，为卵子的排出和形成合格黄体做准备。

排卵期。雌激素极大地升高，在它的带动下，FSH和LH也极大地升高。当三者同时升高，才有可能使得卵泡破裂，排出卵子。所以排卵期也是雌激素、FSH和LH三种激素差不多同时达到顶峰的时期，我们测排卵测的就是这个。

黄体期。破裂的卵泡在LH的作用下，生成黄体，黄体分泌孕激素，因此女性体内开始出现较高水平的孕激素。孕激素使子宫内膜形成分泌期的变化，为受精卵的着床做了最充分的准备。

用基础体温推算排卵日

正常育龄女性的基础体温与月经周期一样，呈周期性变化，这种体温变化与排卵有关。备孕女性了解了自身体温的变化，就能准确找到排卵日，快来试一试吧！

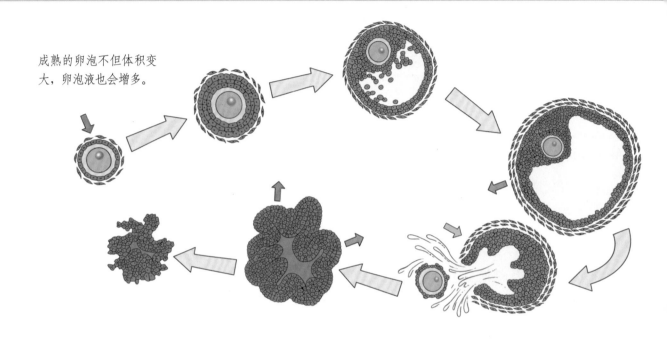

成熟的卵泡不但体积变大，卵泡液也会增多。

基础体温是个啥

基础体温，指经过 6~8 个小时睡眠后，体温在没有受到运动、饮食或情绪变化影响时所测出的体温。基础体温是人体一昼夜中的最低体温，在一天当中，早上醒来时是测量基础体温的最佳时机。

基础体温男女都有，但男性体温没有什么变化，始终呈单相状态。女性的生殖激素比较复杂，总是在不断变化，所以基础体温就会出现波动。波动以排卵日为分界点，呈现前低后高的状态，也就是所谓的双相体温。每个月都能够测到双相体温的姐妹们是很幸运的，说明内分泌很正常。

正常育龄女性的基础体温的波动与月经周期相关，呈周期性变化。这种体温变化其实就是排卵引起的。正常情况下，排卵前的基础体温较低（36.6℃以下），排卵后因卵巢形成黄体，黄体分泌黄体酮会使体温上升 0.3~0.5℃或更高一些。高温期约持续 12~16 天（平均 14天）。若没有怀孕，黄体萎缩停止分泌黄体酮，体温下降，回到基本线，月经来潮。若已经怀孕，因黄体受到胚胎分泌激素的支持，继续分泌黄体酮，体温持续高温。若卵巢功能不良，没有排卵也没有黄体形成，体温将持续低温。

每天测基础体温

把体温计放在床头，每天起床前测一测，并自制一个表格，把体温记录在表格里，你就能了解自己的体温变化与排卵日、月经来潮日的关系了。

多种方法综合判断排卵期

理论上，基础体温的变化应该呈现前低后高的状态，体温最低点是排卵日，但部分女性的基础体温即便符合上述规律，却没有排卵，这与卵泡黄素化有关。另外，许多女性根本测不出来这种前低后高的体温变化，比如一直处在低温期，但却是有排卵的，这可能是因为这些女性本身的基础体温对孕激素的刺激并不敏感。所以建议结合排卵试纸法或 B 超法共同监测排卵期。但要注意，在用排卵试纸测排卵期时，不要使用晨尿。如果用晨尿的话，尿液浓度可能过高，容易将 LH 测成峰值，即有可能把弱阳测成强阳而误导真正排卵的时机。

测量方法

1. 到药房购买专用的女性基础体温计，这种体温计刻度精准，能测出较精确的体温。

2. 早晨睡醒后，第一件事就是测量体温，并将测量出的基础体温记录下来。

3. 每天要在固定的时间测量，若每天测量的时间点差别较大，则可能使数据失去意义。

4. 记录的体温做成一目了然的图表，才能发挥它最大的作用。感冒、腹泻、发热、饮酒过度、晚睡晚起之类的情况，应特别注明，以作为体温变化判断的参考。

测基础体温注意事项

确保身体健康，不生病；夜间保持 6 小时充分睡眠；醒来后不活动、不说话；基础体温计放入口腔测量 5 分钟；用曲线图记录下所测体温；固定每天测量的时间；若有性生活，应在表内特别标记；若生病，也要标记。

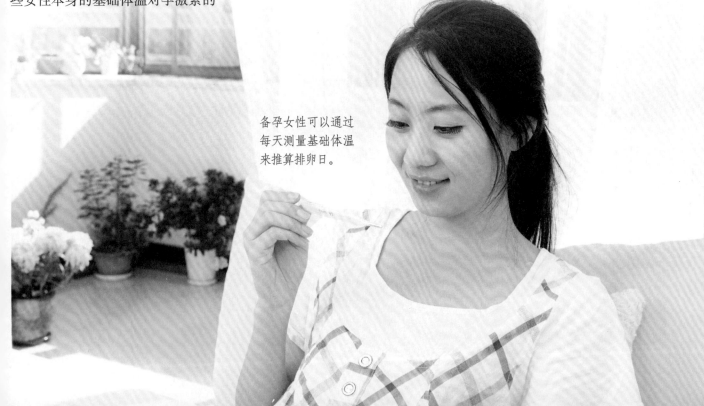

备孕女性可以通过每天测量基础体温来推算排卵日。

用表格寻找排卵日

右图是月经周期为 28 天的女性测得的基础体温表。低温期持续 14 天后，开始排卵，然后进入 14 天高温期。如果没有怀孕，基础体温将迅速下滑。如果怀孕，将会停经，高温期将会延续至怀孕第四个月。如果低温期持续时间很长，甚至始终为低温期，有可能没有排卵，应及早向医生咨询。

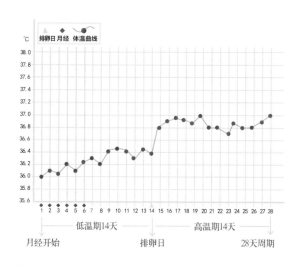

教你学会看基础体温表

月经周期 28 天，基础体温曲线呈现标准的高低温两相变化。从月经开始到排卵日，持续低温期 14 天；排卵后持续高温期 14 天，其中第 14 天为排卵日。

在没有怀孕的正常周期中，首先是低温期，排卵后受黄体分泌的黄体酮影响，体温升高。正常 14 天左右黄体期后，黄体萎缩停止分泌黄体酮，黄体酮减少到一定量后，不再影响体温调节中枢，体温恢复到低温期，同时月经来潮。

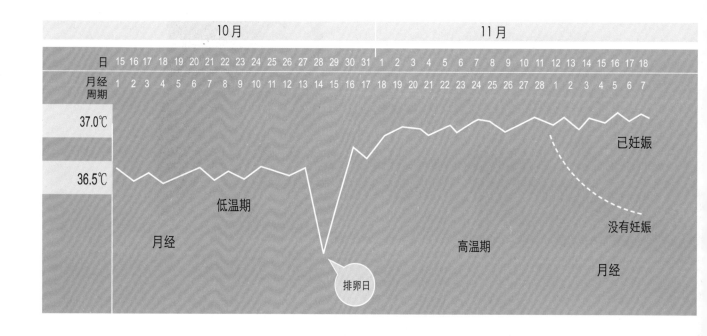

不典型双相型体温曲线：体温曲线前低后高。同正常双相型体温曲线相比，出入较大，没有特别明显的低温临界点。如果持续性体温升高维持不了 14 天，说明黄体过早萎缩；如果超过 18 天，则提示有怀孕可能；如果体温升高的维持时间正常，但体温上升的幅度小，不足 0.3℃，表示黄体发育不良，分泌黄体酮量不足。

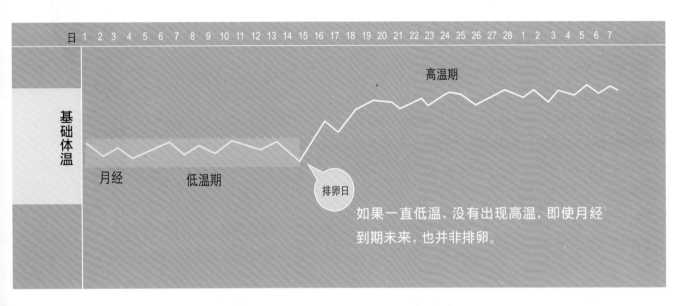

单相型体温曲线：体温曲线没有低温期和高温期的区别，基础体温有小幅度波动，但无持续性升温，不能描绘成双相型的体温曲线。这是无排卵者的基础体温，卵巢发育，但不排卵。

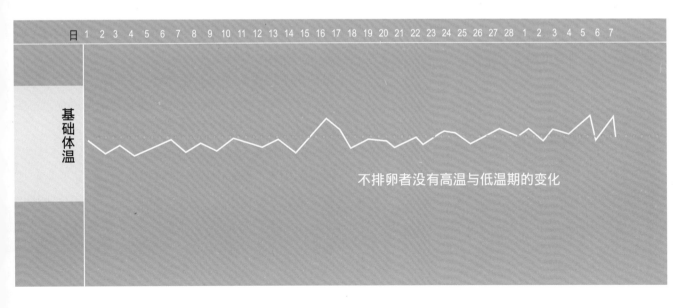

那些影响基础体温的事

基础体温是备孕女性掌握自己是否排卵的一把"钥匙",然而,很多女性在测量自己基础体温后,发现自己测得的数据往往超出了正常的波动范围,便因此担忧紧张。其实大可不必,因为基础体温很容易受到外部因素的影响。

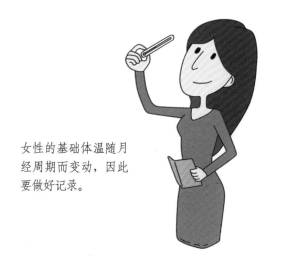

女性的基础体温随月经周期而变动,因此要做好记录。

因素一:测量工具

基础体温计与一般体温计不同,它的刻度较密,一般以36.7℃(刻度24)为高低温的分界。有的人不同时间可能使用了水银、电子等不同的体温计,就可能存在误差。

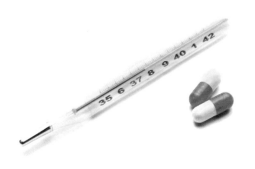

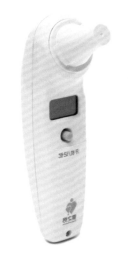

体温计不同,测出的基础体温也不同,不必过于担心。

因素二:测量方法

测量基础体温要掌握正确的测量方法,一般我们说测量基础体温,要遵循保持6小时充分睡眠,醒来后不活动、不说话,将体温计放入口腔,测量5分钟等原则。

因素三:身体状况

每个人的基础体温是不一样的,只要测量出来的基础体温的变化范围接近0.3~0.5℃,就是正常的。再次,有的人因为感冒发热等身体原因也会影响基础体温的正常变化曲线。如遇有感冒、发热、腹泻、失眠、饮酒、使用电热毯等情况,往往容易影响基础体温,在测量时要注意,同时注意要特别标记说明。

基础体温一般需要连续测量3个以上月经周期才能说明问题。如果月经周期规律的话,测量了几个月经周期的基础体温后,基本上就知道了自己的排卵期。注意每个人的基础体温都是不同的,没有两个人的体温曲线会完全一样。

生理失调与基础体温

生理失调的女性如果能坚持测量基础体温，就可以发现大致的规律。但若失调的情形很严重的话，要先治疗使其恢复正常。

一般而言，女性的生理周期是 28 天，但并非人人如此。有的人较短为 21 天，有的人较长为 30 天，甚至更有极端的是 45 天。

21 天型的人，有时候会延长为 25 天周期；30 天型的人，有时候会缩短为 28 天周期。问题不在于周期的长短，而在于基础体温表是否能够显示低温期、高温期。

一般人认为排卵日是指持续低温期移到高温以前，体温下降的时候。不过也有特殊的例子，有的女性并不适用于这种一般的理论。从低温期移到高温期，可能在过了两三天以后，体温骤降，这才是排卵日。100 人中，大约有四五人会出现这样的情况。

有的人没有高温期，这时就必须考虑是否为没有排卵，并且要和指导医生商量，进行促排卵的治疗。

但是排卵日并非只靠基础体温来判断，因此不必为此而感到烦恼。只要以正确的测量方法，养成记录基础体温的习惯即可。只要正确地测量，原本零乱的曲线也能够变得有规律可循。

测量正常育龄女性的基础体温在医学上有着重要的用途，当基础体温出现下列情况时，需要到医院寻求帮助：基础体温曲线没有明显的双向波动；基础体温曲线高温期较短，或者经常处于低温状态；基础体温曲线的循环周期缩短，例如由原来的 28 天，慢慢变为 24 天或 22 天，高温期也相应缩短。

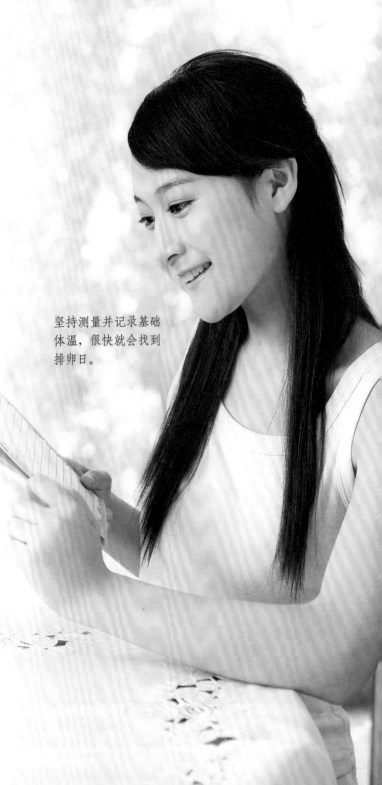

坚持测量并记录基础体温，很快就会找到排卵日。

宫颈黏液法推算排卵日

宫颈黏液是由子宫颈管里的特殊细胞所产生的，随着排卵和月经周期的变化，其分泌量和性质也跟着发生变化。备孕女性细心观察身体的变化，"好消息"会尽快降临。

宫颈黏液与生理周期

月经开始的时候，子宫颈的黏液栓（黏液塞或宫颈塞）排出，开始排经。月经快结束时，月经流动减轻，子宫颈开始形成黏液栓。月经完后，狭窄的子宫颈即被黏液堵塞，从而阻止精子进入，也保护机体不受感染。被阻止于阴道内的精子失去授精能力，并被周围细胞所破坏。此阶段，卵巢并不活动，没有黏液离开子宫颈，外阴感到干燥，也看不到黏液。

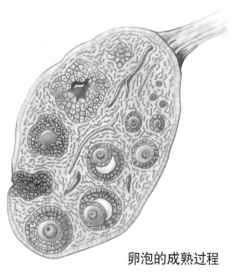

卵泡的成熟过程

月经干净三天后，子宫颈开始分泌宫颈黏液，黏液栓开始溶解。以后宫颈黏液继续增多，外阴可形成黏液丝，进一步发展后，外阴有滑滑的感觉。到排卵日，外阴处感觉滑溜而肿胀，分泌的宫颈黏液量多而稀薄，黏性小，为水样的清澈液体，呈碱性，延展性好。

排卵日后的第一天，外阴感觉滑溜和湿润，卵子存在，开始形成黏液栓，排卵日第二三天，外阴不再湿润或滑溜。排卵日后第四天，子宫颈被黏液栓堵塞，卵子死亡，没有受孕可能。直到黏液栓排出，进入下一个月经期。

很多生育专家都建议备孕女性既要记录基础体温，也要观察宫颈黏液的变化。因为它们相辅相成，会让备孕女性对自己的生理周期有一个最清晰的了解，这样你就可以更准确地预测自己的排卵期了。

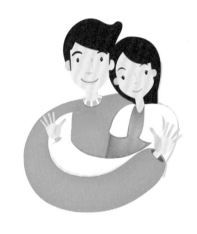

月经期也要注意阴部清洁

勤换卫生巾，用温开水作为清洗液，因为水经过煮沸后已经消毒了。不要用冷水清洗，即使在夏天也是如此。月经期间因子宫内膜在月经期有无数个小伤口，子宫颈口张开，洗澡时只能沐浴，不可盆浴、坐浴，以防脏水进入阴道。此外，大便后，要从前向后揩拭，以防污染阴道。

宫颈黏液的变化

随着排卵和月经周期的变化，宫颈黏液的量和性质也跟着发生变化。在1个月经周期中，先后出现不易受孕型、易受孕型和极易受孕型3种宫颈黏液。

不易受孕型宫颈黏液

又称阴部"干燥期"。为月经周期中的早期黏液，在月经干净后出现，持续3天左右。这时的宫颈黏液少而黏稠，外阴部呈干燥状而无湿润感，内裤上不会沾到黏液。

阴部"干燥期"，阴部感觉干燥。这种感觉的天数在每个周期里可发生变化，在长周期里可能天数很多，在短周期里可能很少，甚至没有。

易受孕型宫颈黏液

这种黏液出现在月经干净后的第9~10天以后，随着卵巢中卵泡发育，雌激素水平升高，宫颈黏液逐渐增多，稀薄，呈乳白色，这时外阴部有湿润感。

干燥感的结束表明黏液已经开始分泌，如果月经后没有干燥日，表明黏液已经开始分泌。分泌物由保持不变而变成"别的什么东西"，预示着可孕性。妊娠可发生在排卵前有黏液的日子到排卵日后的3天内。

极易受孕型宫颈黏液

排卵前几天，雌激素进一步增加，宫颈黏液含水量更多，也更加清亮如蛋清状，黏稠度最小，湿润而富有弹性，用拇指和食指可把黏液拉成很长的丝状（可达10厘米以上），这时外阴部感觉有明显的湿润感。一般认为分泌物清澈透明呈蛋清状，拉丝度最长的一天很可能就是排卵日，在这一天及其前5天和后4天为排卵期。

排卵日那天里可见清晰的线状黏液，外阴肿胀，留下滑溜感。而在排卵日后第一天黏液变得浑浊和黏滞，或者干脆消失，在外阴留下干燥的感觉。第二天或第三天同样有浑浊和黏滞的黏液或没有黏液而干燥。在排卵日后的2天里同房可大大提高怀孕的概率。

经过2个以上月经周期的观察才能找到排卵期，不要太急躁。

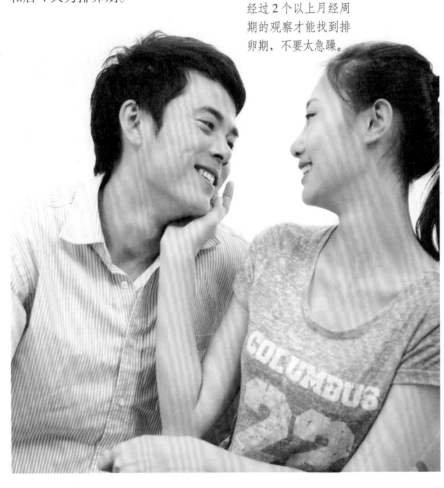

观察外阴了解月经周期

时　期	每天记录（观察／感觉／外观）	特　点
月经时	1. 湿润，出血（红色） 2. 干燥，点滴 3. 点滴出血，感觉不到，也看不到黏液	内膜脱落，卵巢休息，外阴湿润
不孕期	1. 干燥，看不到也感觉不到什么 2. 干燥，看到少量黏液，每天不变	精子不能进入子宫。卵巢休息，外阴干燥
可孕期	外阴不再干燥。感觉和外观有改变。外阴湿润、滑溜，可出现清楚的黏液丝，外阴滑溜	卵巢活动，宫颈产生黏液，黏液栓离开宫颈，使精子可进入。外阴不再干燥。黏液滑溜时同房可促孕
排卵日	外阴肿胀、柔软和滑溜	同房最易受孕 排卵日后第 4 天后为避孕安全期
排卵后	排卵日后 3 天内可孕。外阴开始干燥，并不再湿润或滑溜	此 3 天内同房可受孕。第 4 天早晨起同房为避孕安全期
黄体期	今后 2 周干燥或可见以及感到一些黏液	不可孕，卵子已死亡 可随时同房，直至月经开始，为避孕安全期
下一月经周期	出血	下一月经周期开始

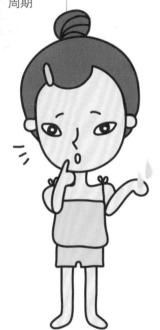

怎样观察宫颈黏液

观察宫颈黏液，每天需要数次。一般可利用起床后、洗澡前或小便前的机会用手指从阴道口取黏液，不需要将手指伸进阴道。阴道内始终是湿润的，如果伸进阴道，可能会误将阴道分泌物当作宫颈黏液。观察手指上的黏液外观、黏稠程度以及用手指做拉丝反应等几方面进行检验观察。经过 2 个以上月经周期的观察，就可以掌握自身的宫颈黏液分泌规律和排卵期。

一般从月经周期的第 10 天左右，开始每天观察和记录。对于月经后的几天，仅仅是有个印象就行，不要求从月经后马上开始。但如果黏液拉丝 >8 厘米，每天至少要检查 2 次；如果黏液拉丝 >10 厘米，每天至少要检查 3 次。拉丝长度突然降低之后也要每天检查 2 次，坚持 3~5 天。

观察宫颈黏液的注意事项

1. 观察宫颈黏液前，一定要将手洗干净。观察时，不要进行阴道内部检查。

2. 在首次记录的 2~4 周内，应避免性接触。因为精液和同房时的阴道分泌物可影响对黏液的观察。

3. 白天观察到的出血和黏液改变应在当晚记录。

4. 一般需要观察 2 个以上月经周期。重点观察黏液从黏稠变稀薄的趋势，一旦黏液能拉丝达数厘米时，就应认为处于排卵期。

5. 宫颈黏液也许会受阴道内感染、阴道冲洗、性兴奋时的阴道分泌物、性交后黏液、使用阴道内杀精子药物等的影响。

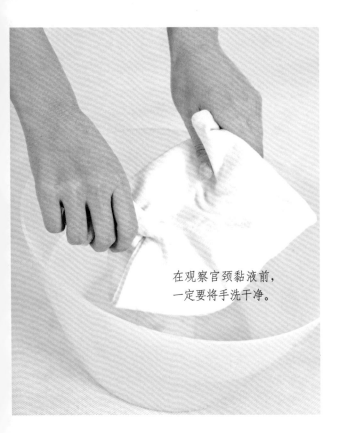

在观察宫颈黏液前，
一定要将手洗干净。

分析观察宫颈黏液的结果

周期天数	分泌物的感觉和外观	分　析
1	湿润	月经期
2	湿润	
3	湿润	
4	干燥，点滴	
5	干燥，点滴	
6	干燥	不受孕
7	干燥	
8	干燥	
9	干燥	
10	不再干燥	可受孕 (黏液逐渐能够拉丝)
11	湿润，浑浊	
12	湿润，浑浊，拉丝	
13	湿润，浑浊，拉丝	
14	滑溜清澈	
15	滑溜清澈，排卵日外阴肿胀	
16	干燥	仍可孕，黏液不再湿润或滑溜
17	黏滞，不透明	
18	黏滞，不透明	
19	干燥	不受孕，卵子已死亡，黏液不再湿润或滑溜。排卵后 11~16 天（黄体期）出现月经。月经前感觉湿润是正常的
20	干燥	
21	黏滞，浑浊	
22	黏滞，浑浊	
23	湿润，浑浊	
24	湿润，浑浊	
25	干燥	
26	干燥	
27	干燥	
28	干燥	
29	湿润	
30	湿润	

自己观察和记录

备孕女性可以通过观察宫颈黏液，并把观察到的结果记录下来，经过两三个月经周期，就可以知道自己可孕或不可孕的时间段。为了便于记录，给出如下表格。

周期天数	感觉和描述	分　析
1		
2		
3		
4		
5		
6		
7		
8		
9		
10		
11		
12		
13		
14		
15		

周期天数	感觉和描述	分　析
16		
17		
18		
19		
20		
21		
22		
23		
24		
25		
26		
27		
28		
29		
30		

靠月经周期推算排卵日

女性的月经周期有长有短，但排卵日与下次月经开始之间的间隔时间比较固定，一般在 14 天左右。根据排卵和月经之间的这种关系，就可以按月经周期来推算排卵日。

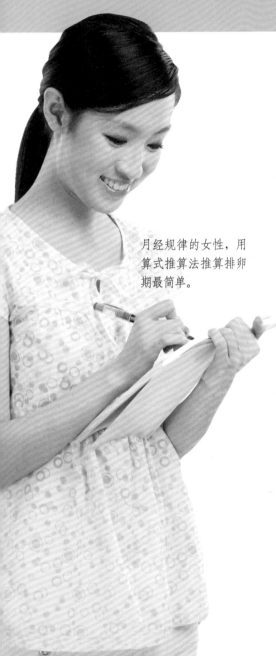

月经规律的女性，用算式推算法推算排卵期最简单。

最简单的算式推算法

按月经周期推算排卵期的方法又称为日历法。月经和排卵都受脑下垂体和卵巢的内分泌激素的影响而呈现周期性变化，两者的周期长短是一致的，都是每个月 1 个周期，而排卵发生在两次月经中间。女性的月经周期有长有短，但排卵日与下次月经开始之间的间隔时间比较固定，一般在 14 天左右。根据排卵和月经之间的这种关系，就可以按月经周期来推算排卵日。推算方法是从下次月经来潮的第 1 天算起，减去 14 天就是排卵日，排卵日及其前 5 天和后 4 天加在一起称为排卵期。这就是安全期避孕法的理论根据。例如，某女的月经周期为 28 天，本次月经来潮的第 1 天在 12 月 2 日，那么下次月经来潮是在 12 月 30 日（12 月 2 日加 28 天），再从 12 月 30 日减去 14 天，则 12 月 16 日就是排卵日。排卵日

及其前 5 天和后 4 天，也就是 12 月 11~20 日为排卵期。

找出排卵期后，如果想怀孕，可从排卵期第 1 天开始，每隔一天同房 1 次，连续数月，极有可能怀孕。如果不想怀孕，就要错过排卵期过性生活，或采取有效的避孕措施。

用这种方法推算排卵期，首先要知道月经周期的长短，才能推算出下次月经来潮的开始日期和排卵期，所以只能适用于月经周期一向正常规律的女性。月经不规律的女性要采用其他方法来推算排卵日。

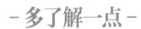

- 多了解一点 -

(1) 排卵日及其前 5 天和后 4 天为排卵期

(2) 月经来潮第 1 天减 14 天为排卵日

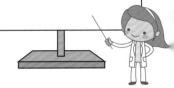

月经不规律，能用这种方法吗

对于月经不规律的女性而言，因为月经期长短不固定，所以无法通过上述方法推算排卵日，不过可以根据以往6~12个月的月经周期计算，排卵期计算公式为：

- 排卵期第一天＝最短一次月经周期天数－18天
- 排卵期最后一天＝最长一次月经周期天数－11天

例如月经期最短为28天，最长为37天，需将最短的月经周期减去18（28–18=10）以及将最长的月经周期减去11（37–11=26），所以在月经来潮后的第10天至26天都属于排卵期。

当然，为了安全起见，月经不规律的女性，可通过测基础体温、观察宫颈黏液、用排卵试纸等方法来辅助得到准确的排卵日。

计算安全期和排卵期的APP可信吗

现在有许多关于测安全期和排卵期的APP，下载到手机上或在电脑上直接使用，查起来方便又快捷。备孕女性只要选定第一次月经及距离第二次月经间隔天数，就可计算出当月及未来一个月的女性安全期、排卵期、月经期。计划怀孕的女性可以通过这个软件计划自己的同房时间，想要避孕的女性也可通过这个软件更好地保护自己的生理健康。可是每个人的排卵期和安全期并非一成不变的，有时候女性排卵会提前，有时也会延后，此时安全期的判断也会变得无效。所以类似这样的软件只能起到辅助作用，什么时候是安全期、什么时候是排卵期需根据自己的身体变化来判断。

月经周期（天）	排卵日
24	月经来潮的第11天
25	月经来潮的第12天
26	月经来潮的第13天
27	月经来潮的第14天
28	月经来潮的第15天
29	月经来潮的第16天
30	月经来潮的第17天
31	月经来潮的第18天
32	月经来潮的第19天
33	月经来潮的第20天
34	月经来潮的第21天
35	月经来潮的第22天

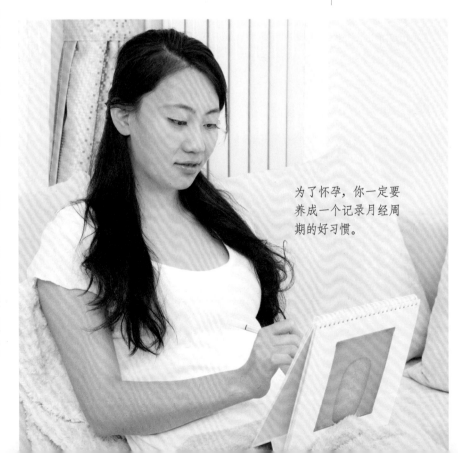

为了怀孕，你一定要养成一个记录月经周期的好习惯。

用排卵试纸推算排卵日

排卵是卵巢释放卵子的过程。正常女性体内保持有微量的LH，在月经中期LH的分泌量快速增加，形成一个高峰，并在此后48小时内刺激卵巢内成熟卵子的释放。这段时间女性最容易受孕。现在很流行用排卵试纸测排卵期，效果很不错。

测排神器——排卵试纸

用排卵试纸测排卵相对来说比较准确，而且排卵试纸在药店可以很方便地买到，想知道自己准确排卵日的备孕女性可以采用这种方法。以下是排卵试纸的详细使用方法及解读方法。

尿液收集

用洁净、干燥的容器收集尿液，不可使用晨尿，收集尿液的最佳时间是上午10点至晚上8点，尽量采用每天同一时刻的尿样，收集尿液前2小时应减少水分摄入，因为稀释了的尿液样本会妨碍LH峰值的检测。

试纸测试

取出试纸，手持测试条，将有箭头标志线的一端插入尿液中，约3秒后取出平放，10~20分钟后观察结果，结果以30分钟内阅读为准。注意测试纸插入尿液深度不可超过MAX标志线。

未到排卵日的结果

测出有2条线，下面一条是检测线，上面是对照线，下面一条颜色比上面浅，表示到排卵期，但尚未到排卵高峰，此时需要连续每天测试。

排卵日的结果

测出来有2条线，下面一条是检测线，上面一条是对照线，下面一条颜色比上面深或者一样深，表示将在24~48小时内排卵。这就是要宝宝的最好时候！

排卵期已过的结果

测出试纸上端只有1条线，表示未到排卵期或排卵高峰已过。

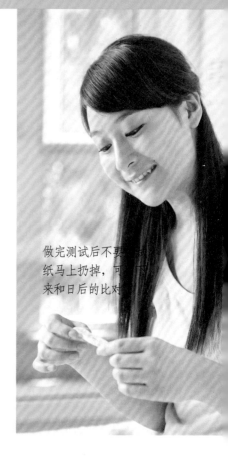

做完测试后不要把试纸马上扔掉，可留下来和日后的比对。

» 使用排卵试纸的注意事项：
测试前不能喝酒；测试前不要过多饮水；
不要用晨尿测排卵；
用上午10点至晚上8点之间的尿液进行测量。

排卵试纸测出的峰值 ≠ 排卵

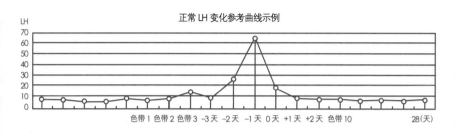

正常 LH 变化参考曲线示例

色带1　色带2　色带3　-3天　-2天　-1天　0天　+1天　+2天　色带10　　　　28(天)

以排卵日为 0 天，卵泡发育初期 LH 值在 5~10 国际单位 / 升之间波动，随着卵泡的发育，在 –2 天时 LH 值上升为 20~25 国际单位 / 升；–1 天时，LH 值突然升至高峰，峰值在 50~100 国际单位 / 升之间，其高低与每个人排卵的时间的不同而不同；达到峰值 24 小时内排卵。在排卵当天（0 天），绝大多数降到 10~25 国际单位 / 升之间，+1 天均降到 ≤ 10 国际单位 / 升。由此可以看出，排卵发生在 LH 值高峰后，正确的排卵时间段是：出现峰值到峰值下降到 45 国际单位 / 升中间的这段时间。

哪些人不适合用排卵试纸

备孕女性在使用排卵试纸前，首先需要确定自己的月经周期。多数女性的月经周期为 28~35 天。若你的月经周期少于 27 天或多于 40 天，应询问妇产科医生的意见，以确定能否使用排卵试纸。

口服避孕药的女性需停药 2 个月后，才能使用排卵试纸。因为避孕药会抑制 LH 分泌，使试纸不显色或显色偏淡，导致测试结果不准确。

正患内分泌系统疾病如卵巢囊肿的女性，或正在服用激素类、类固醇药物的女性都不宜使用排卵试纸测排卵日。

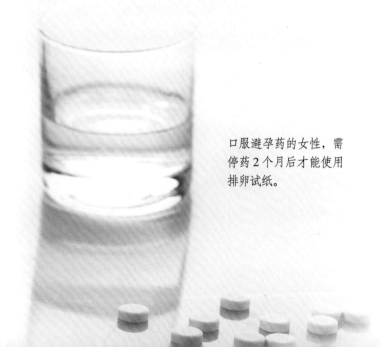

口服避孕药的女性，需停药 2 个月后才能使用排卵试纸。

经验：治好炎症，顺利怀上好宝宝

以前一直采取避孕措施，后来想要宝宝了才开始停止避孕，刚开始什么也不懂，连排卵期都不知道，自然没中。第二个月，我吸取教训，上网学习有关知识，发现有许多姐妹都做过孕前检查，考虑一下自己的年龄，觉得以防万一也应该去检查一下，结果我既有阴道炎又有盆腔炎，好在治疗得当，半年后疾病痊愈，我也顺利怀上了。

我的辛酸备孕准备

发现患有阴道炎、盆腔炎开始积极治疗

不食用辛辣刺激性食物

治疗前期，一直禁欲

后来老公和我同房时特别注意卫生

同房后及时清洗外阴

内衣一天一换，并用开水消毒

只用清水洗阴部

顺其自然，自然受孕

✗ 苏打水　　✗ 洁尔阴洗液　　✓ 清水

忌用苏打水，忌用阴道洗液，宜用清水冲洗。

成功经验关键点小结

• 我会坚持每天清洗阴部并给内裤消毒，老公的内裤和自己的内裤分开洗，洗后用热水烫一遍，再在阳光下暴晒消毒。注意袜子和内裤不能同时洗，否则会造成病菌的交叉感染，导致复发。

• 炎症经常反复发作，一定要坚持服药，吃的、用的要双管齐下，有时为了达到治疗效果，我和老公坚持两个月不同房。

• 从心理上战胜疾病，不要把阴道炎、盆腔炎想得太过严重，只要好好治疗，怀孕不是难事！

• 夫妻要同时接受治疗。有的是夫妻双方未同时接受治疗，病菌易通过性生活在男女之间反复"传递"，导致女方阴道炎复发。

• 即使经治疗后阴道瘙痒症状得到缓解或消除，也不能停止用药，应听从医生的意见，待疾病完全治愈后再停药。

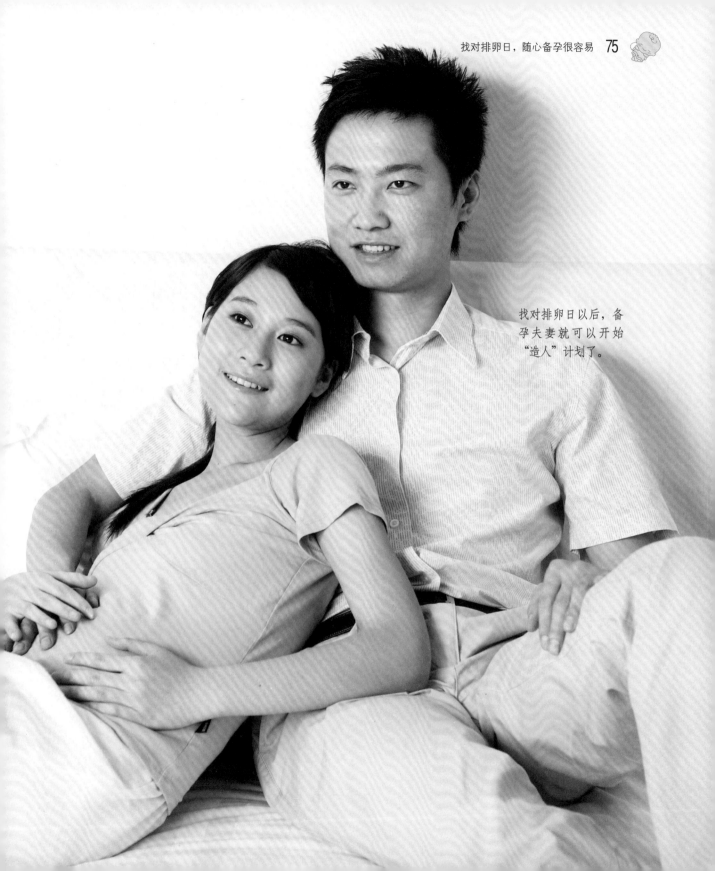

找对排卵日以后，备
孕夫妻就可以开始
"造人"计划了。

PART 4

好习惯，好"孕"气

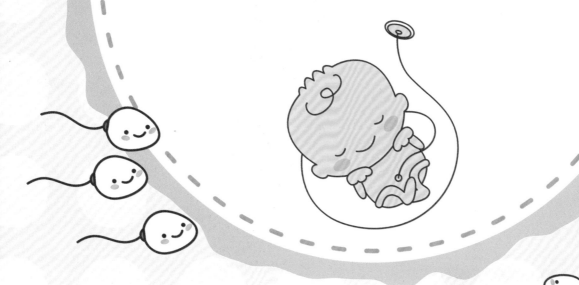

想要顺利怀上健康、聪明的宝宝，不仅要找准时机，还要养成良好的生活习惯，远离对孕育不利的因素。同时，备孕夫妻不要有太大的压力，放松心情，保持乐观的心态，相信好"孕"气马上就会来的。

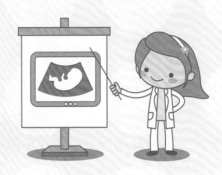

改变生活方式，不让宝宝"受伤"

以最佳的身体状态迎接宝宝，是做父母的职责。细节决定结果，远离烟酒、换下牛仔裤、保持理想体重……所有的细节都是为了迎接那个美丽的天使。所以从你们决定要宝宝的那一刻起，就要进行生活、工作的调整，特别是要改变不良的生活方式，让宝宝在孕育伊始就棒棒哒！

戒烟戒酒戒咖啡，说到还得做到

对备育男性来说

长期吸烟、饮酒、喝咖啡，会影响精液的质量，增加畸形精子的比例。精液生成周期为80~90天，也就是每3个月左右生成一批新的精子。因此，为了保证精液质量不受烟酒的干扰，至少应该在备孕前3个月戒掉烟酒，少喝或不喝咖啡，从而保证健康的精液孕育后代。

对备孕女性来说

长期吸烟会对女性的生殖系统造成伤害，影响卵巢功能，使内分泌失调进而导致不孕，还有可能让绝经期提前两三年。怀孕期间吸烟还容易引发流产、宫外孕、低体重儿、唇腭裂等。女性饮酒容易使脂肪堆积，皮肤粗糙，易致骨质疏松，还会影响卵巢功能，增加受孕的难度；月经期饮酒易导致月经量增多等。孕前和孕期大量饮酒可能会导致新生儿出现低体重、心脏畸形以及大脑发育不完整等问题。备孕女性饮用大量咖啡，也会对卵子的形成带来不利影响，增加受孕难度。

拒绝二手烟

一想到未来的宝宝，戒烟戒酒戒咖啡就没那么困难了。但是二手烟的危害仍然很大，下面这些措施可以帮助减轻二手烟影响。每次被动吸二手烟后都要立即洗脸和洗手；每天睡觉前洗澡，换掉被二手烟污染的衣服并尽快清洗，避免将二手烟带到床上而扩大影响；尽量远离吸烟人群，若有人在室内吸烟，你可以到外边走走；若家中有人吸烟，你可以打开窗户，以清除尘埃中的烟叶残留物。

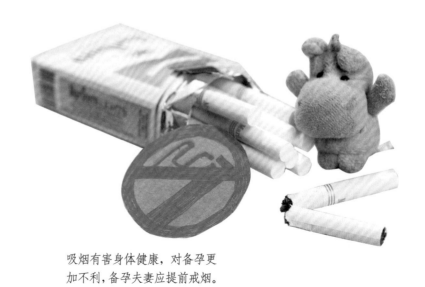

吸烟有害身体健康，对备孕更加不利，备孕夫妻应提前戒烟。

蒸桑拿、泡温泉，想当爹的请远离

桑拿浴能够加快血液循环，使全身各部位肌肉得到完全放松，因此，不少男性喜欢经常泡桑拿浴，以解除身心疲劳。然而过于频繁地泡桑拿，可能造成不育。睾丸是产生精子的器官，在 35.5~36.5℃的恒温条件下精子才能正常发育。一般桑拿室温度可达 40℃以上，这会严重影响精子的生长发育，导致弱精、死精等病症。专家建议，对于想要宝宝的男性，洗桑拿并不是绝对不可以，但不要过于频繁。

别再熬夜啦

许多人有熬夜的习惯，而且运动极少，生活不规律往往给身体带来很大的危害。女性长期熬夜，会出现内分泌失调、免疫力降低、月经周期不规律等问题，而且容易出现不排卵，导致无法怀孕。对备孕男性来说，熬夜最大的危害就是影响生精。所以备孕前的几个月，甚至是一年时间，备孕夫妻需要调整睡眠，使身体得到良好恢复和休整，为孕育宝宝做好准备。

固定的时间入睡

每晚大约 10 点，最晚 11 点入睡，在早上 6 点左右便会自然醒来。睡前不要吃得太饱，吃得太饱容易影响睡眠质量。睡前 2 小时停止进食（水除外）。

穿宽松的睡衣

6% 有腰痛、痛经症状的女性，是因为睡觉时穿过紧的内裤引起的，睡觉时应选择棉质宽松的睡衣、睡裤，这样才有利于睡眠和健康。

睡前泡脚

每晚睡觉前可在 32~35℃的水中泡脚 20 分钟，有助于缓解疲劳，放松身体，帮助提高睡眠质量。

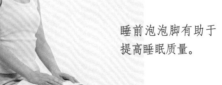

睡前泡泡脚有助于提高睡眠质量。

» 细数熬夜的坏处：
造成皮肤水分流失
（导致皱纹产生）
免疫力下降
（容易感冒、胃肠感染）
导致内分泌失调
（经期提前或推后）
肝火旺盛
（眼睛视物不清，
容易发火）
记忆力下降
（注意力不集中，
反应迟钝）

久坐不动要改正

　　久坐不仅会让人腰酸背痛，还会影响受孕。女性久坐后，血液循环变缓，盆腔静脉回流受阻，易出现腹部隐痛、腰骶酸痛、分泌物增多等情况，不利于受孕。

　　男性久坐后，阴囊长时间遭受压迫，静脉回流不畅，男性的性功能和生育能力将受到影响。此外，男性久坐后，阴囊过久地被包围、受压，其温度调节能力受到影响，而精子生成需要适宜的温度，久坐不利于精子生成。

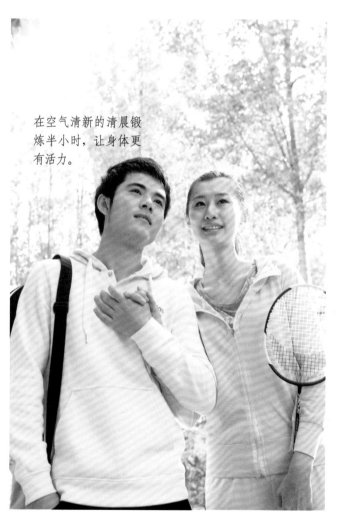

在空气清新的清晨锻炼半小时，让身体更有活力。

　　因此，备孕夫妻要改变久坐的习惯，注意提醒自己每工作 1 小时就要站起来活动 5~10 分钟，到室外走走，或者做做伸展操。

调理亚健康，好"孕"自然到

　　亚健康是现代年轻人尤其是白领们的通病，这不仅对身体健康不利，还会影响孕育宝宝，这可不是危言耸听。因为处于亚健康状态的人，在精神、身体素质方面会呈现出疲态，而心理压力、身体素质都将直接影响生育。处于亚健康状态的育龄夫妻怀孕比较困难。

　　长期处于亚健康状态的女性，其卵巢促生卵细胞的功能会大大降低，严重者会出现内分泌紊乱现象。长期处于亚健康状态的男性，精子活性下降，精子数量也会减少，给孕育造成困难。孕产专家提醒现代年轻人，要善于调节工作中的压力，在闲暇时间里多做运动，放松心情。

备孕期改变避孕方法

　　在计划要宝宝之前，避孕是每对夫妻都要做的事情，但并不是每种避孕方法停止后都能立即怀孕。避孕药因其方便、可靠，为很多女性所接受。虽然根据最新研究表明，短期服用短效避孕药的女性可以在停药当月怀孕，但是服用长效避孕药的女性则最好在停药后 6 个月再怀孕，因为避孕药有抑制排卵的作用，并会干扰子宫内膜生长发育。还有很多女性采用的是宫内节育器（即我们通常所说的"环"）避孕，准备要宝宝则要提前 3 个月将环取出。备孕的这段时间，可以使用避孕套避孕，也可以采用安全期避孕的办法。

孕前 360° 防辐射

容易忽视的辐射

你需要找出隐藏在家中、职场和医院中的辐射源，与它们保持安全距离。最好减少使用手机的时间，接打电话最好使用耳机；孕前和怀孕初期最好不要暴露于 X 射线之中，避免受到伤害；还要远离微波炉。需要特别提醒有怀孕计划的女性，在单位体检或者做其他检查需要做 X 射线检查时，一定要告知医生你有近期怀孕的打算。

打印机和手机也别忽视

大家往往易忽视打印机和手机的辐射。备孕女性在工作中要减少使用打印机的次数。尽量用座机，如果必须使用手机，也要减少通话时间，或用耳机接听。

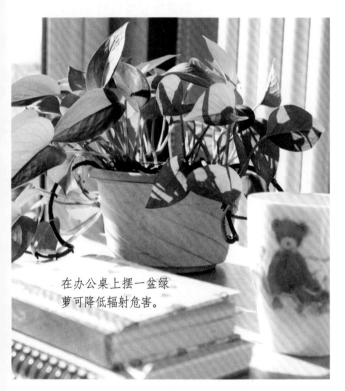

在办公桌上摆一盆绿萝可降低辐射危害。

常用家电辐射排名

辐射等级	家电
☆☆☆☆☆	微波炉、电热毯、吸尘器、加湿器、无绳电话、电磁炉
☆☆☆☆	电吹风、手机、家庭影院、低音炮音箱、红外管电暖气、电熨斗
☆☆☆	等离子电视、台式电脑主机、无线鼠标和键盘、空气净化器
☆☆	油烟机、跑步机、复印机、洗衣机
☆	液晶显示器、笔记本电脑、冰箱、空调、消毒柜、电饭煲

使用电脑有诀窍

电脑是日常生活和工作中离不开的电子产品。电脑和电视一样，同样具有辐射，那要怎样避免电脑辐射呢？首先，要减少接触时间。既然工作时要用到电脑，回家时就不要再开启电脑。其次，要尽可能地把显示器换成液晶显示器，或改用笔记本电脑。电脑的摆放位置也很重要，尽量别让屏幕的背面朝着有人的地方，因为电脑辐射最强的是背面，然后为左右两侧，屏幕的正面辐射反而弱。此外，还可以在办公桌上摆放像芦荟、仙人掌、绿萝等能够防辐射的植物。

不过度担心电磁辐射

上面列出了许多有辐射的家电，许多备孕女性看到了不免担心。电脑、手机有辐射倒还罢了，就连吹个头发、看个电视也说有辐射，弄得一些备孕女性什么都不敢做了。的确，生活中的辐射令人防不胜防，但是也并没有那么吓人，就拿高辐射机器复印机来说，相信没有人会整天在复印机旁复印东西吧，偶尔使用一下不会有什么影响的。

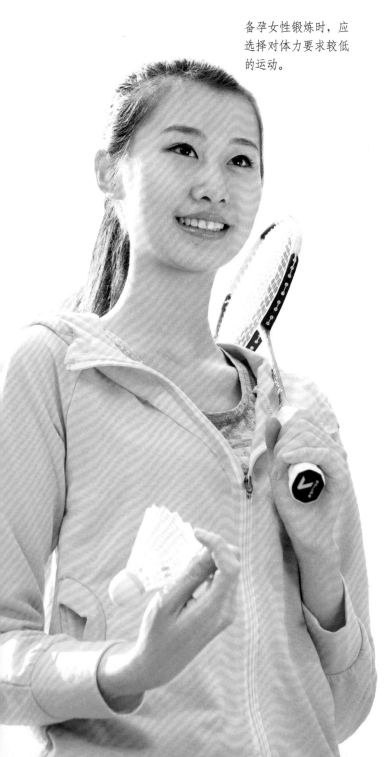

备孕女性锻炼时，应选择对体力要求较低的运动。

每周运动 3 次，父母身体棒宝宝也棒

适宜的运动不仅可以强健备孕夫妻的身体，还能帮助男性提高精子的质量和数量，帮助女性调节体内激素平衡，增强免疫力，让受孕变得轻松起来。建议备孕夫妻双方坚持每周至少运动 3 次，每次锻炼时间不少于 30 分钟。备孕夫妻可在孕前 3 个月就制订好健身计划，并互相监督，彼此鼓励坚持。备孕期适宜的运动有以下几种，备孕夫妻可根据情况选择。

羽毛球

羽毛球是一种有氧运动。备孕夫妻下班后打打羽毛球，既轻松又快乐，还可以使腰背部肌肉得到锻炼。

瑜伽

瑜伽使人身心放松，同时还可以提高整个肌肉组织的柔韧度和灵活度。经常练习瑜伽能加速血液循环，能够帮助备孕女性更好地掌握呼吸控制方法，有利于日后分娩。

慢跑或快走

慢跑或快走比散步消耗的热量大，对心脏和血液循环也有很大的好处，备孕夫妻每天进行锻炼，会使精力充沛，提高身体免疫力。运动前应先排空膀胱，换上宽松舒适的衣服和运动鞋。

游泳

游泳是一种全身均衡的运动，会使身体的各个部位都得到锻炼，从而增强体质。男性经常练习蛙泳可增强性功能，女性经常练习蝶泳可锻炼盆腔。

散步

没有什么运动比散步更大众化了，它不需要太大的投入，却可以有很大的收益。散步尽量挑选空气清新的环境，注意不要穿鞋跟太高的鞋。

排球

排球会使人头脑更加灵活，而且可以使臂部肌肉和腹部肌肉得到锻炼。备孕时夫妻双方练习打排球，可为未来宝宝的健康打下坚实的基础。

跳绳

跳绳时身体的上下颠簸，可以抖动体内的五脏六腑，对子宫及其周围的韧带等也都可以起到震颤、按摩的理疗作用。跳绳可有效减少宫外孕的概率。需要注意，在精子进入体内的 20 个小时之内，最好不要跳绳，以免影响精子和卵子的结合。

郊游

备孕夫妻可以有选择地进行一些登山、郊游等户外活动，既可以调节心情，又能适度锻炼身体，但是要注意活动强度和时间。

太极拳

太极拳是群众性健身的一项主要运动，属于中强度有氧运动，其锻炼原则主张运柔成刚，达到刚柔相济，有利于提高人的心肺功能。女性练习时可选择其中轻松、柔和的动作。

普拉提

普拉提与瑜伽类似，但动作更强调对腰腹肌肉的训练，不仅有利于怀孕和生产，而且对于产后身材恢复也有明显的帮助，是适合任何年龄段女性进行的运动方式，特别是那些缺少运动、长时间与电脑打交道的上班族。

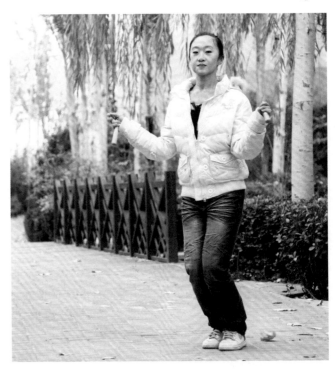

备孕期运动注意事项

运动之前要做热身，避免在运动中引起肌肉、韧带拉伤或关节扭伤。

男性不宜选择较为剧烈的运动方式，如长时间骑车、橄榄球、骑马等。

一定要坚持运动。如果做不到每天运动，至少要做到每周 3 次半个小时的有氧运动。

女性应选择对体力要求较低的运动，如慢跑、瑜伽、游泳、郊游等。

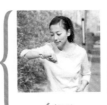 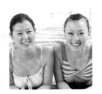

✓ 慢跑　　✓ 瑜伽　　✓ 游泳

适宜体重才好"孕"

新的研究显示，肥胖男性与腰围正常的男性相比，劣质精子更多。如果肥胖男性与肥胖女性结合，两人的肥胖就会叠加起来形成放大效应。肥胖影响男性精子数量和质量的原因，可能是脂肪组织会影响到性激素代谢；也有说法是因为肥胖男性的体温比正常人高，阴囊部位的温度高，从而直接影响到睾丸的生精能力。相反，如果体重过轻，也影响生育。

过瘦，是孕育路上很大的障碍。有专家将人体脂肪称为"性脂肪"，意思是说，女性体内如果没有足够的脂肪，就会影响体内激素的分泌，影响生殖系统的功能，影响性欲。如果长期过于消瘦，将来即使增肥，生育能力也会受到影响。哈佛大学公共卫生学院的弗里希教授说："青春期女孩如果身高 1.6 米，她的体重必须至少 45 千克，将来才能生育，同样身高的成熟女性体重必须超过 50 千克，才能不断排卵。"可见体重适宜对生育的影响。相反，如果女性脂肪过多，会引起内分泌和脂肪代谢紊乱，使激素比例失调，出现卵巢功能失调，从而出现排卵问题，最终导致怀孕概率降低。

一般认为，女性体重指数在 20~25 是标准体重，生殖能力也最旺盛，男性体重指数在 20~25 的拥有较高水平的正常精子。

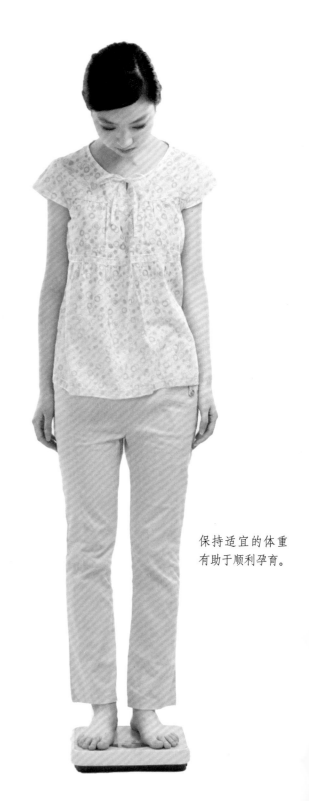

保持适宜的体重
有助于顺利孕育。

体重指数（BMI）计算公式：

$$\frac{体重\ \boxed{\qquad}\ 千克}{身高\ \boxed{\quad}\ 米 \times 身高\ \boxed{\quad}\ 米} = \frac{BMI}{\boxed{\qquad}}$$

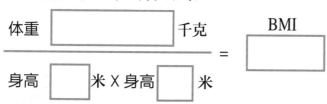

噪声污染不可小视

通过前面的介绍，大家都知道辐射、高温等因素对生育不利，但很少有人会想到，噪声也是一种污染，也会危害生育功能，影响优生优育。噪声强度如果高到一定程度，不仅会损害人的听觉，还会对神经系统、心血管系统、消化系统等有不同程度的影响，尤其影响内分泌系统，使人出现甲状腺功能亢进、性功能紊乱、月经失调等，进而影响生育。

长期生活在 70~80 分贝或者更高的噪声下的男性会出现性功能下降，甚至出现精液不液化或无法射精等现象。如果孕妈妈长期遭受噪声污染，会加重早孕反应，甚至会造成流产、早产，胎宝宝发育迟缓，新生儿出生体重过低，体质虚弱，长大后听力下降等病症。

新装修的房子至少要晾 3 个月

如果为了方便，想搬进刚装修完的房子再怀孕，那就大错特错了。新装修的房屋，有害物质尚没有散尽，持续的刺激会导致不孕不育，对孕妈妈的影响更大。目前室内装修最常见的有害物质主要包括甲醛、苯、氡气等。

甲醛

会引起女性月经紊乱和排卵异常，还存在致癌的潜在风险。

苯

大量存在于油漆、防水涂料、乳胶漆中，具有芳香气味，人吸入后会出现嗜睡、头痛、呕吐等情况，被世界卫生组织确认为有毒致癌物质，如果孕妈妈长期吸入苯会导致胎宝宝发育畸形或流产。

氡气

是一种无色、无味、无法察觉的惰性气体。水泥、砖沙、大理石、瓷砖等建筑材料是氡气的主要来源。氡及其子体随空气进入人体，或附着于气管黏膜及肺部表面，或溶入体液进入细胞组织，形成体内辐射，诱发肺癌、白血病和呼吸道病变。

新装修的房子至少要通风晾 3 个月。入住后也要经常通风，并在房间里摆放植物，加快污染物散发。如果怀疑有装修污染，最好请专业检测部门检测一下。

判断室内装修环境污染的方法

如果细心观察，室内装修污染可以及早发现。日常生活中的一些现象，有助于判断污染是否严重。

异常感受

闻到刺鼻的味道，眼睛感到刺激。

异常表现

清晨起床时，感到憋闷、恶心，甚至头晕目眩；不吸烟，也很少接触吸烟环境，但是经常感觉嗓子不舒服，有异物感，呼吸不畅；家里小孩常咳嗽、打喷嚏、免疫力下降；常有皮肤过敏等症状，而且是群发性的；室内植物不易成活，叶子容易发黄、枯萎等。

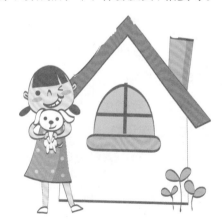

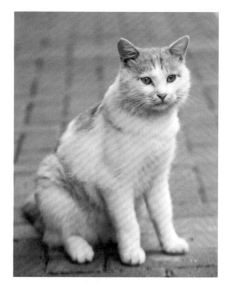

决定宠物的"去"与"留"

小动物身上有一种叫做"弓形虫"的寄生虫，孕妈妈一旦受感染，将直接影响胎宝宝发育。因此以往观点认为备孕时，只得将朝夕相伴的宠物长期寄养或送人，但事实上，这种全面否定的观点并不正确。

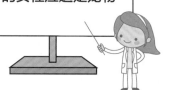

- 多了解一点 -

(1) 感染过弓形虫的女性不用送走宠物

(2) 没有感染过弓形虫的女性应送走宠物

备孕时决定宠物"去"与"留"的标准是备孕女性体内的抗弓形虫抗体。体内的抗弓形虫抗体一般是感染过弓形虫的人体产生的免疫反应。如果怀孕前感染过弓形虫，怀孕后即使再次感染，因为体内有抗弓形虫抗体，也不会对胎宝宝造成影响。这时孕妈妈就不必忍痛将情同"亲人"的宠物送走了，只要严格注意卫生习惯，避免再次感染就可以。

若孕妈妈在怀孕前没有感染过弓形虫，在怀孕期间发生原发性感染就有可能传染给胎宝宝。此时，最好还是将宠物长期寄养或送人。

备孕期间少逛商场

年轻女性大多爱逛商场，但若正在备孕，你就不得不暂时"挥别"这个爱好了。因为大型商场中常常用空调调节温度，缺乏新鲜空气流通，空气含菌量大，悬浮颗粒物浓度也常常超过规定限度。此外，商场中音乐、各种产品促销声音，以及人流带来的噪声非常大，这些都不利于人体健康。而摆放在商场中的商品良莠不齐，有些商品可能会散发刺鼻的气味，刺激眼睛、鼻、咽喉及皮肤，引起身体不适。所以备孕女性最好少逛商场，备育男性也应少进入这样的环境中。

» 影响受精卵质量的药物：

氯丙嗪、解热镇痛药、环丙沙星、酮康唑、红霉素、利福平

» 影响精子质量的药物：抗组胺药、咖啡因、类固醇、利尿药

备孕期间不要经常出差

当夫妻二人准备要宝宝的时候，工作性质导致的作息时间失调，是你们必须认真对待并合理解决的重要问题。

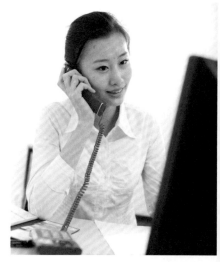

很多职业不能正常规律地作息，可能需要经常外出，如空姐、职业经理人、资深传媒者等，这样的工作性质不利于生育。男性可能因为工作需要经常早出晚归，休息、饮食没有规律，工作高度紧张，长期没有性生活等，导致精子的数量和存活率下降。性生活频率低，精子代谢速度减慢，还会导致精子老化，活力、质量大大降低，导致难以生育。女性则会内分泌功能紊乱，排卵异常，影响受孕，另外，还可能引起性生活不协调，也不易受孕。

备孕期不可自行用药

药物对胎宝宝的影响不容忽视，备孕期间服用药物很可能会影响到精子、卵子，甚至受精卵。某些药物，如抗生素类、激素类药物会影响受精卵发育，导致胎宝宝发育异常。备育男性也同样要谨慎用药，某些药物可干扰蛋白质合成，影响精子 DNA 信息，使遗传物质的成分发生改变。

所以，备孕期患病不要自行用药，最好咨询妇产科医生后再决定是否服用。计划怀孕前的6~12个月，夫妻双方要慎重服用各种药物，孕前两三个月尽可能停止服用所有药物。

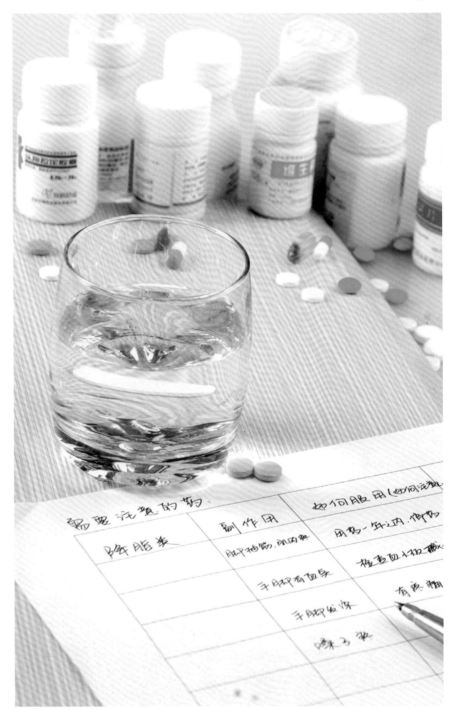

安排好房事，提高受孕概率

要个好宝宝，并不在于性生活的次数，而在于每次性生活的质量。和谐的性生活是爱情的升华，宝宝则是爱情的结晶。在浪漫的时刻，抛掉所有烦恼，全身心投入，高潮既是享受，也是受孕的好机会。性生活和谐的夫妻孕育的孩子更聪明，所以夫妻之间多制造点小浪漫吧！

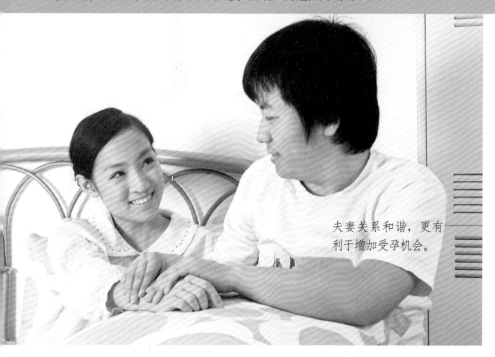

夫妻关系和谐，更有利于增加受孕机会。

体力、周围环境等因素。比较合理的基本原则是：排卵期之前5~7天，养精蓄锐待命出击；排卵期前后的1周内，增加次数，在体力和体质允许的情况下，隔日或3天一次。这样既可以提高受孕概率，又可以保证受孕质量。

同房后这样做，受孕更容易

许多夫妻选在排卵期同房是为了增加受孕机会，但是许多人却不了解同房后需要注意的细节，做到这些细节可以增加受孕的概率。

不管是哪种体位，性生活后备孕女性最好不要立即起身，应该平躺着休息一会儿，避免精液外流。另外注意在性生活前男女双方都应仔细清洗私处，以防引起泌尿生殖系统炎症。同房后也需要清洗私处，不过备孕女性最好平躺半小时后再起身清洗私处。

性生活可不是越频繁越好

生活中有那么一部分人，由于性生活安排不合理，影响了受孕的概率，使婚后两三年未能生育孩子。性生活过少或过频对受孕都是不利的。性生活频率过低，精液贮藏时间过长，精子会出现部分老化或失去竞游的活力。女性每月仅排卵一次，卵子的受精活力亦只能保持十几个小时的高峰时间，低频率的性生活很容易错过这个宝贵而短暂的受孕机会。性生活过频势必影响精子数量，这种质量不高的精液，即便遇上了排卵期也未必能受孕。

最佳的频率并不是一成不变的，要因人而异，因地制宜，要综合考虑到夫妻双方的体质、营养、

把握性高潮，生个好宝宝

和谐的性生活是受孕的基础，而性高潮有利于受孕。

女性在达到性高潮时，阴道的分泌物增多，分泌物中的营养物质如氨基酸和糖增加，使阴道中精子的运动能力增强。同时，阴道充血，阴道口变紧，阴道深部皱褶却伸展变宽，便于储存精液。子宫颈口松弛张开，宫颈口黏液栓变得稀薄，使精子容易进入。性快感与性高潮又促进子宫收缩和输卵管蠕动，帮助精子上行。这一切，都非常有利于受孕。

所以，适当学习一些性心理与性生理知识，共同实现性高潮，一方面可提高性生活质量，另一方面还会增加受孕的机会。

制造浪漫和激情，就会有惊喜

抑郁、快乐等心理状态能引发激素和化学物质的分泌改变，从而影响精子和卵子。当人体处于良好的精神状态时，体力、精力、智力、性功能都处于高峰期，精子和卵子的质量也高。夫妻生活时情绪快乐、心情舒畅、平和，不仅利于受精卵着床，让胎宝宝身体更加健康，还有利于其将来形成快乐的性格。做丈夫的要重视妻子的感受并协助妻子达到性高潮，有助于增加受孕概率。

所以，备孕夫妻要注意在日常生活中多交流、多沟通，并给双方自由的空间，使夫妻关系更加融洽，在性生活前适当地多制造一些浪漫，使双方都得到满足，有利于孕育聪明的宝宝。

提前了解备孕知识
提前了解全面、详细的备孕知识，让孕育过程更顺利、更健康。

多交流、沟通
愉快的心情提高了夫妻生活的质量，宝宝也会很乐观。

养成良好的生活习惯
备育男性不熬夜、远离高温环境，有利于生出优质宝宝。

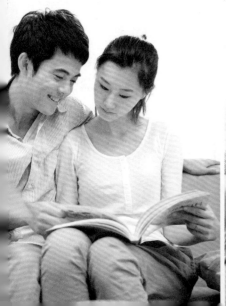
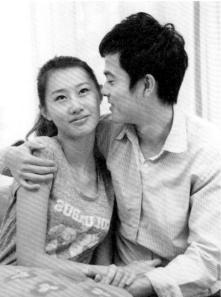
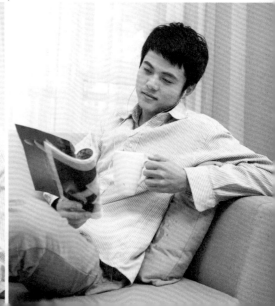

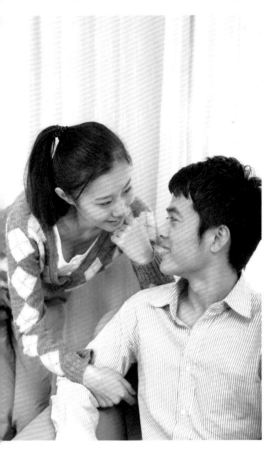

性爱卫生不容忽视

除了在月经期要注意个人卫生之外，性生活的卫生也是不容忽视的。有关专家表示，不注意性生活卫生，会加大生殖道感染的概率。

男性的包皮与龟头之间常藏有白色的包皮垢，里面有很多细菌，如不及时清洗会造成阴茎头和包皮炎。有时候男性可能并没有任何症状，却可以通过性生活使女性感染。包皮垢还是女性宫颈癌的发病因素

之一。女性尿道、阴道、肛门紧邻，病菌容易相互感染，如果事前不做清洗，阴道口的污物很容易被带入阴道内，引起炎症。因此，房事前男女双方一定要仔细地清洗外生殖器。男性要注意洗净阴茎、阴囊，并将包皮向阴茎根部牵拉，以充分暴露出阴茎头和冠状沟，并清洗干净。女性清洗外阴要注意大小阴唇间、阴道前庭部，阴道内则不需要清洗。

房事后，男性的精液和女性阴道分泌的黏液会粘在外生殖器上，也要清洗干净，否则很容易滋生细菌。但备孕女性不宜房事后立即淋浴清洗，更不能用凉水清洗。可稍事休息后，再用温水清洗。清洗后还应排尿一次，让尿液冲洗尿道口，可把少量的细菌冲刷掉，预防尿路感染。

改善阴道松弛的简单训练法

女性可以通过一些简单实用的锻炼方法，改善阴道松弛的情况，提高性爱质量。

缩肛运动

主动收缩肛门，一提一松，算是一次。晚上临睡前和早晨起床时，坐车、行走、劳动时都可以做。缩

肛运动锻炼了耻骨尾骨肌，可以增强女性对性生活的感受，使其更容易获得性高潮。

屏住小便

在小便的过程中，有意识地屏住小便几秒钟，稍停后再继续排尿。经过一段时间的锻炼后，可以提高阴道周围肌肉的张力。要注意，屏住小便的时间不宜长。

收缩运动

仰卧，放松身体，将一个戴有无菌指套的手指轻轻插入阴道，然后收缩阴道并夹紧，持续3秒钟后放松，重复几次。时间可以逐渐加长。

其他运动

走路时，要有意识地绷紧大腿内侧和会阴部肌肉，反复练习。

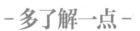

-多了解一点-

(1) 男性在房事前要清洗阴茎、阴囊

(2) 女性要清洗大小阴唇间、阴道前庭部

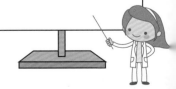

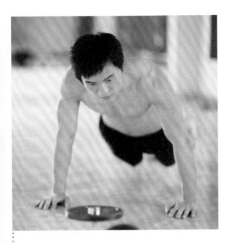

俯卧撑
常做俯卧撑的男性，夫妻生活质量更高。

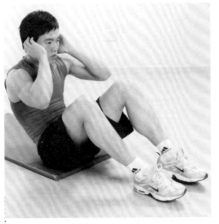

仰卧起坐
做仰卧起坐可加速身体血液流动，改善身体机能。

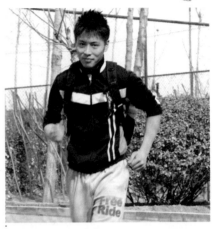

跑步
跑步让身体变得更加健康，提升性欲和性能力。

锻炼阴茎的简易办法

相对于锻炼身体，直接锻炼阴茎也可以有不错的效果。主要有下面几种方法：

洗澡

在洗澡的时候，将喷头对准阴茎前端和根部周围（可翻开包皮露出龟头），数十次较强的水压进行集中热水流按摩，可直接活跃支持勃起的韧带和神经。也可以利用水温的不同对阴茎进行刺激按摩，这样效果会更好一些，但不适合体弱者。

用手指按压阴茎

不管阴茎是疲软状态还是勃起状态，反复持久地用手指抓捏阴茎（做握紧和放松动作），可增强阴茎神经和血管等的活力，有效提高性能力。

提肛运动

有规律地往上提收肛门，然后放松，一提一松就是提肛运动。日常生活中，多做提肛运动，可活跃协同阴茎勃起的盆底肌肉和增加韧带强度，还可以改善会阴部的血液循环。

上面说的三种锻炼方式，最好每天1次，每次持续几分钟。避免时间过长，刺激过强，否则容易导致支持勃起的肌肉和神经疲劳，适得其反，甚至造成阴茎损伤。另外，频率合理、愉悦的夫妻生活，就是最简单最有效的阴茎锻炼方式。

» 提高男性性功能的
运动：
跑步（增强体力）
滑冰（提高肺活量）
游泳（锻炼腹部肌肉）
网球（改善内分泌）
瑜伽（利于性腺素运行）

据说，有些方法可影响生男生女

有的夫妻想要男孩，有的则更喜欢女孩，那么，是否能够人为干预呢？据说，讲究一些同房技巧，把握性高潮时间等会对宝宝性别有一定的影响。传言终究不可信，我们建议备孕夫妻可在不影响身体健康的情况下尝试一下，不过，生男生女可不是人为能够控制的，不能百分百准确哦。

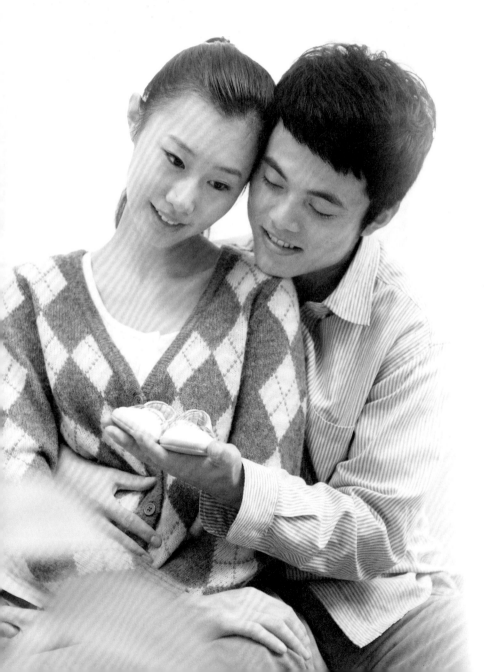

阴道酸碱度真的会影响生男生女吗

从理论上来说，阴道酸碱度的确会影响生男生女。出于防止病原菌侵入的需要，阴道内部环境为酸性的。精子耐酸性低，在进入阴道后会变得迟钝。具体到 X 精子和 Y 精子的话，它们对酸性环境的反应有所不同。处于同一环境、同样时间，Y 精子比 X 精子更早更快地失去活力。所以，理论上来说，阴道是碱性时，Y 精子的活力增强，成功受孕后生男孩概率大一些；阴道呈酸性时，X 精子活力相对较大，受孕后生女孩概率大。虽然阴道酸碱度会影响生男生女，但不要人为破坏阴道的 pH，否则会诱发妇科病。

阴道环境的 pH 与 3 种常见妇科炎症的关系

细菌性阴道炎：阴道 pH > 6.0，主要症状为阴道分泌物为匀质稀薄白带，恶臭味。

真菌性阴道炎：阴道 pH > 6.0，主要症状为白带增多，外阴瘙痒，可发生很浅的水疱丘疹。

滴虫性阴道炎：阴道 pH 为 5.5~6.0，白带增多变黄绿色，偶尔发生尿频、尿急、尿痛。

越接近排卵日同房越易生男孩

子宫颈分泌的黏液，能激发携带有 Y 染色体的精子的活力，帮助它打败其他精子，最先抵达卵子旁边，完成受精。而越接近排卵日，宫颈黏液分泌越多，从而为 Y 精子的成功助力不少。因此，正确把握宫颈黏液分泌规律及找准排卵日，在此时同房，受孕后怀男孩的概率较大。备孕夫妻可以尝试，但这并不是百分百准确的，毕竟生育是个很复杂的过程。

碱性体质容易生男孩吗

在许多所谓的"生男秘籍"中，有一条"碱性体质更容易生男孩，酸性体质更容易生女孩"备受备孕夫妻的追捧。有的人为了提升 Y 精子的受精率，生出男孩，不惜大量饮用小苏打水或大量食用碱性食物，甚至还想出了用碱性的小苏打水冲洗阴道的"高招"。这其实是对"Y 精子在碱性环境中比较活跃"这一说法的错误解读。医学上指出，X 精子喜欢酸性环境，Y 精子喜欢碱性环境，在碱性环境下 Y 精子比较活跃，但并无研究明确指出这对人体受孕有决定性影响，所以说碱性体质更容易生出男孩的说法在目前是没有科学依据的。所以用小苏打水冲洗阴道可以生男孩更是无稽之谈。

另外，使用小苏打水冲洗阴道会人为地破坏女性阴道内的酸碱度平衡，导致阴道内菌群失调，容易引发阴道炎，反而不利于怀孕。

想生女孩，用醋酸溶液靠谱吗

酸性的阴道环境更利于 X 精子的存活，增加生女的概率。因此，有些人用大量醋酸溶液冲洗阴道，这是不科学的。过多的人为干预，会破坏阴道内部环境，引发妇科炎症，反而不利于受孕。虽然医学上指出，X 精子喜欢酸性环境，Y 精子喜欢碱性环境，但并无研究明确指出这对人体受孕有决定性影响，只是概率问题。过多干预可能适得其反，听听医生建议会比较好。

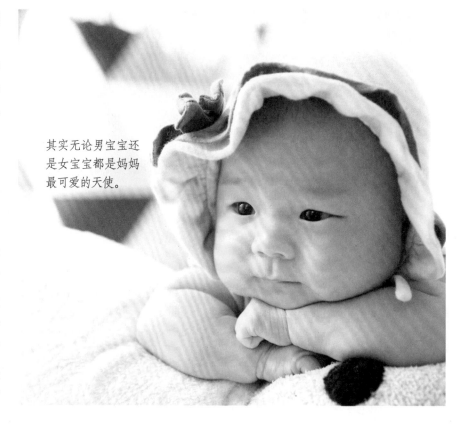

其实无论男宝宝还是女宝宝都是妈妈最可爱的天使。

轻松心态，快乐备孕

宝宝的健康与父母孕前的精神健康有着密不可分的微妙关系。夫妻乐观的心态、健康的心理对未来宝宝的成长大有助益。所以，夫妻双方在决定要孩子之后，一定要努力调整自己的情绪，以一种积极乐观的心态面对未来，让希望充满生活的每一天。

求子心切要不得

许多备孕夫妻在决定要孩子后，会不由自主期待快点怀上宝宝，升级当孕妈准爸。适度的期待是好的，但是有些夫妻会因为太过期待，又没有很快怀上，产生紧张的情绪。这种求子心切的心情是可以理解的，但备孕的夫妻应该注意适度调节，避免备孕期情绪过度紧张。

情绪紧张会导致肾上腺皮质激素分泌过多，打乱人体激素平衡；减弱性欲，性冲动减少；导致血管收缩，限制男性制造精子时所需的血液流动；使男性精液容量降低，畸形精子数量增加；还会打乱女性生理周期等。

受孕需要时间，别总疑心自己不孕

有些女性备孕了好几个月，却始终没有怀上，就开始担心自己是不是身体有问题，会不会得了传说中的不孕症。其实就正常备孕的夫妻来讲，如果不采用避孕节育措施，约有 60% 的育龄夫妇在结婚后的 6 个月内怀孕，20% 在 9 个月内怀孕，5%~10% 在 1 年内怀孕，约有 4% 在结婚后第二年怀孕。而不孕症是指有正常性生活、未采取避孕措施，2 年后女方未能怀孕。所以一段时间内没有怀孕，并不能说是不孕，要耐心地等待。

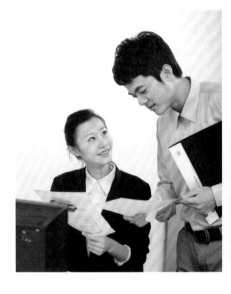

精心备孕也要放松心情

谁都想要一个健康、聪明的宝宝，所以，很多备孕夫妻恨不能完全按照书上说的来做，偏差一点都担心得像犯了大错。其实，备孕的宗旨是生活健康、心情放松。备孕夫妻应以一种平和自然的心境迎接胎宝宝的到来，以愉快、积极的心态对待孕期将发生的变化，坚信自己能够孕育出一个优质的小生命，这样，宝宝才会健康、聪明。

- 多了解一点 -

(1) 情绪紧张导致精子数量减少

(2) 情绪平稳有利于精子和卵子的结合

假性怀孕的妈妈压力得有多大

所谓的"假性怀孕"是指女性出现一些类似怀孕的症状，如停经、恶心呕吐、腹部明显隆起、自己甚至感觉有了胎动，但到医院检查，却发现没有怀孕。

造成假性怀孕的原因有很多。绝大多数的假性怀孕是由心理因素造成的。因为内心十分渴望能怀孕，所以身体上就产生了一些类似怀孕的症状，通常这种类型的假性怀孕，体内的人绒毛膜促性腺激素（HCG）并不会上升，故而通过尿检验孕或抽血验孕均可确定是否属于假性怀孕。

从假性怀孕的症状来看，备孕女性的压力很大，这种压力也许来源于父母、同事、朋友，也许来源于自己的丈夫，遇到这种情况，家人都应检讨一下，怀着轻松、美好、顺其自然的态度备孕，才能使宝宝快点到来。

想怀孕又怕怀孕，怎么办

很多女性一方面想怀孕，一方面又对怀孕抱有一种担忧的心理：一是怕影响自己的体形，二是怕分娩时难以忍受的疼痛，三是怕自己没有经验，带不好孩子。

其实，这些担心是没有必要的。虽然怀孕后由于生理上的变化，体形也会发生改变，但是只要注意用科学的方法进行锻炼，产后体形也可以恢复。分娩更不用担心，因为这是一个很自然的过程，只要配合医生，每个孕妈妈都会平安诞下宝宝。孩子出生后，看到他可爱的样子，每一对夫妻都会产生强烈的责任感，眼前的困难也会迎刃而解。

有了宝宝之后，许多夫妻都会发现自己比原来更能干了，这是因为孩子的出生让你们成长、成熟了许多。

在迎接宝宝的这段时间里，备孕女性可以学习和掌握一些孕产方面的知识，了解怀孕过程中可能出现的变化或者不适。这样一旦有这些生理现象出现，就能够正确对待，泰然处之，避免不必要的紧张和恐慌。

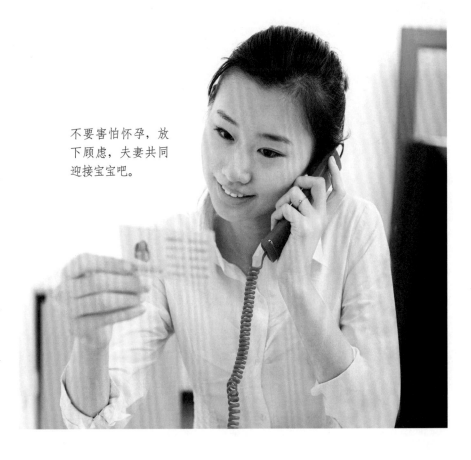

不要害怕怀孕，放下顾虑，夫妻共同迎接宝宝吧。

相信自己，你完全可以做一个好爸爸

好父亲，首先要是个好男人。对于家庭的态度，要博大宽容，细心呵护。在物质生活方面，你可能不是那么富有，但不要放弃对美好生活的追求。同时，要帮助孩子树立正确的世界观、人生观、价值观。

首先是经济上，你可能会有些担心，现有的收入是否能够给自己的孩子最好的生活；其次，还担心有时还不大成熟的自己能否承担做父亲的责任；甚至，你可能还担心，有了孩子后会被家庭琐事牵绊，影响事业发展。

孩子其实并不需要奢华的物质生活，一个幸福稳定的家庭，一对温和慈爱的父母，才是孩子成长最关键的因素。教育孩子的确是一件非常有挑战性的事情，教育孩子的过程也是父母成长的过程。用心、细致和爱，会让你们成为越来越好的"父母"。有了孩子，事业发展有了更强的动力；孩子还会让你忘却职场的疲惫。相信自己，你完全可以做一个好父亲。

备孕夫妻相互鼓励、相互关爱让孕育时光不再无趣。

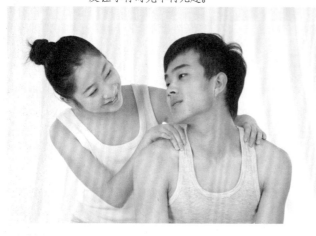

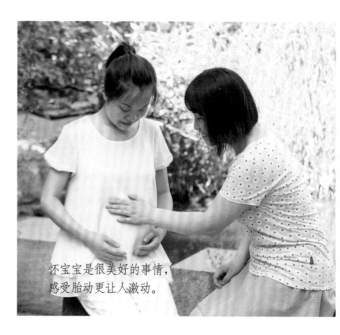
怀宝宝是很美好的事情，感受胎动更让人激动。

宝宝和事业，当然可以兼得

有些职场女性准备要宝宝的时候，总是面临两难：要宝宝还是要工作。其实这两者之间并不存在必然矛盾。因为即使在怀孕期间，你也可以继续工作，只要注意将工作强度调整到恰当的程度，注意工作时间不要太长就好。如果是经常出差的工作就要三思而行了，因为孕中期之后你硕大的腹部会给你带来不便和麻烦。

如果年龄不大，可以考虑等过了职位晋升的关键时期再要宝宝，毕竟妈妈收入的提高对宝宝今后的生活有帮助。但如果已经过了最佳生育年龄，就要慎重考虑了。女性的最佳生育年龄为23~30岁。女性过度晚育，不仅会增加怀孕难度，还有可能增加患卵巢癌、子宫内膜异位症以及乳腺癌等妇科疾病的风险，而且易对胎宝宝产生不利影响。

职场孕妈生存5法

很多备孕女性都担心怀孕以后上班会有很多不便的因素。其实，只要你学会沟通，学会求助，周围的人还是很愿意帮助和迁就孕妇的。工作中注意以下几点，就能让你工作、孕育两不误。

适时告知领导和同事

怀孕女性要找一个恰当的时机，尽早将这件事情告诉领导，让领导有一个接受和考虑实际情况的时间，为接下来的工作以及一系列安排做好铺垫。对领导隐瞒怀孕的事情，到遮掩不住时才承认怀孕，这种做法未必聪明，反而会破坏你跟领导间的信任关系。建议怀孕3个月较稳定且确定怀孕成功后，就要找个好机会主动跟领导和同事说。

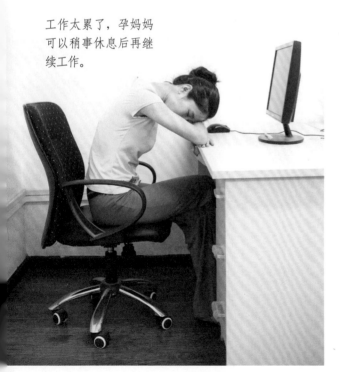

工作太累了，孕妈妈可以稍事休息后再继续工作。

在工作之余，汲取育儿经验

很多孕妈妈认为，这一阶段是她们与已育女同事关系最融洽的阶段，"腹中的孩子几乎成为我的快乐护身符"。那些作为过来人的女同事，提供了许多怀孕和育儿经验供你借鉴，让你体会到别样的温暖。这些贴心经验经过妈妈们的实际检验更加科学和客观，不妨多听听，从中学习一些技巧和知识。

不要长时间待在空调屋

国外一项研究显示，长期在空调环境里工作的人50%以上有头痛和血液循环方面的问题，而且特别容易感冒。这是因为空调使得室内空气流通不畅，负氧离子减少。预防的办法很简单，定时开窗通风。还有，怀孕期间，尽量每隔两三个小时到室外待一会儿，呼吸一下新鲜空气。

不宜带"情绪"上班

怀孕后，孕期的不适可能让孕妈妈压力很大，情绪容易波动。孕妈妈要谨记，无论工作中遇到什么问题，都要以平静的心态面对。需要注意的是，不要无端地发脾气，这会对自己的身体不利，也会影响同事的心情。

寻求帮助时别害羞

在告知同事自己怀孕后，如果你遇到什么问题应该大方自然地请求同事的帮助。如在需要搬重物时，直接求助于同事，相信大家都会主动帮忙的。另外，办公室如果有吸烟的同事，可以委婉地建议他们到吸烟室吸烟。

备孕夫妻放松心情的 10 大妙招

工作和生活的压力已经让备孕夫妻有些疲惫，再加上备孕的压力，许多夫妻都感到精神紧张。但是要想怀上宝宝，就一定要调整好心态，以最佳状态备孕。从下面的 10 种方法中找到适合自己的方法进行放松，可以将身心调整到最佳状态。

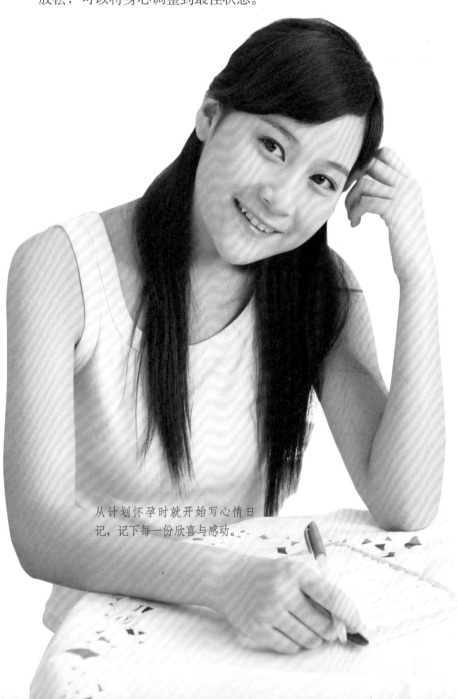

从计划怀孕时就开始写心情日记，记下每一份欣喜与感动。

1. 暗示：对健康、怀孕充满积极的联想，这会带给你们力量。将不好的情绪赶走，时刻鼓励自己，可以完成这件事。

2. 深呼吸：平缓、深度呼吸，让肺部充满空气，让身体得到更多的氧气，让生命能量自由循环，你就会慢慢平静，情绪得以平复。长期坚持深呼吸还有利于健康。

3. 运动：定期运动是释放压力最好的方法，运动能促进脑垂体释放一种叫内啡肽的物质，这种物质有缓解压力的作用，可以让人产生放松感。所以日常生活中可做简单的运动，如散步、慢跑、打羽毛球等。

4. 按摩：深层按摩能释放长期积累的压力，让人放松并产生满足感。按摩过程中加入玫瑰、薰衣草、柑橘等精油，能让按摩效果加倍。

5. 音乐：舒缓优美的音乐能够让人心旷神怡，压力自然也会得到缓解。备孕时可尝试听一些喜欢的音乐，也可以自己演奏或演唱。自己演奏或演唱能将自己的情绪表达出去，有利于缓解压力。

6. 写下心情：拿出纸和笔，写下让自己担心的事情，再写出最佳的解决方案和最差的后果，你就会发现很多事情没有想象的那么严重。现实中许多备孕女性通过写备孕日记来舒缓心情。

7. 倾诉：有的时候感觉压力很大，但又不知道如何排解，这时，倾诉就是最好的方式。夫妻之间可以进行沟通倾诉，也可以向自己的好朋友倾诉，即便对方提不出解决方法，你也会感觉压力减小了很多。

8. 培养兴趣爱好：培养一个兴趣爱好，可以做自己觉得有趣或有意义的事，例如手工、养花、拍照等。这样不仅不会觉得累，还会觉得生活更加丰富多彩，有利于缓解工作和备孕造成的压力。

9. 冥想：每天用 10 分钟的时间使自己彻底安静下来，清空大脑，尽量做到不受外界环境干扰。冥想的要诀就是放空，让人在内心明晰的状态中放松自己，同时保持意识清醒。

10. 旅游：安排一次休假，离开熟悉的环境，以轻松的心态去感受外面的世界，暂时脱离的状态有利于自己换一种心情去面对现实。可以安排亲近大自然的旅游，在感受大自然奇妙的同时会轻松忘却自己的压力。

写日记放松心情
把心情写在日记本上，这是一种发泄方式，也是一种舒缓心情的方式。

听音乐，远离烦躁
工作之余或者饭后、睡觉前，听一听舒缓或快乐的音乐，可以调节心情。

读你喜欢的书
闲暇之余，读一读书，可以获得不一样的心情。

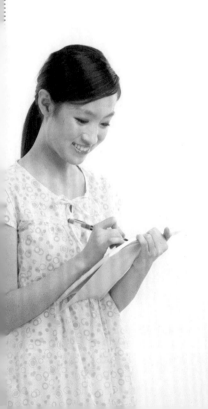
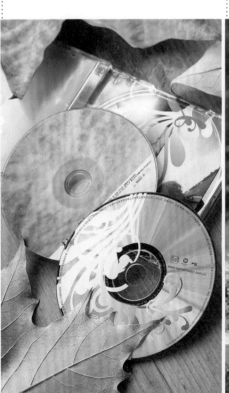
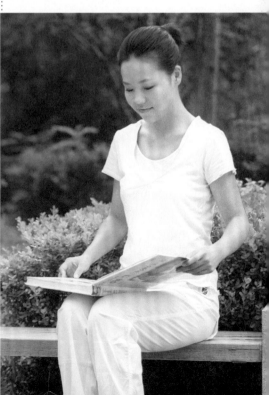

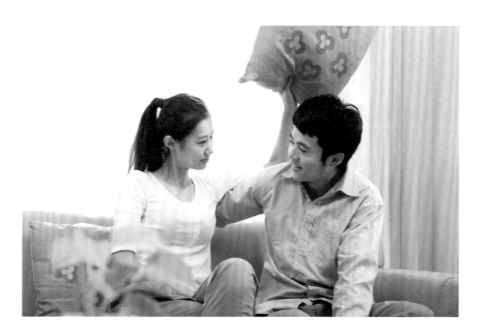

经验：心情放松，升级成功

　　我和老公都是很讲效率、爱计划的人，在怀孩子这件事上，我们也做了规划，但几次下来，都没有成功。后来我和老公交流了一下，感觉在我们的计划之下，每次同房都有压力，好像带着任务一样，所以每次都有点紧张，而且失去了以往的乐趣。后来我们改变了策略，顺其自然，这样同房就轻松了许多，第 3 个月的时候就"中"了。

我的备孕经历

放弃"在规定的时间造出孩子来"的念头
夫妻双方都要放松心情
做好准备就行，同房时采用"无所求"的态度
放下工作后，就要全面彻底地享受生活
下班后安排一些放松身心的活动

✓ 瑜伽

✓ 读书

✓ 听音乐

成功经验关键点小结

• 不把对宝宝的渴望放得太大。当我和老公放弃了在规定的时间内孕育宝宝的计划后，就抱着今年要不上，明年再继续的念头，两个人的身体都没有问题，一定能成功孕育宝宝。而且在宝宝还没有到来之前，我们还可以为宝宝奠定更坚实的感情和经济基础。

• 同房时不要只想着要孩子。过分紧张地关注是否能够受孕，或者"全家总动员"制定营养计划表等举措，可能把本不焦虑的当事人搞得相当焦虑。所以备孕夫妻和家人都要放松，不要紧锣密鼓地把要宝宝这件事提上同房的日程。

• 两人一起做放松运动。躺在床上，闭上眼睛，深呼吸，然后屏气，心里默数到5，再呼气，尽可能做到慢且匀速；依次放松脚趾、脚背、脚跟、脚踝各个部位，直至全身都放松。这样可以消除紧张不安及焦虑的情绪，使你们感到平静和安详。

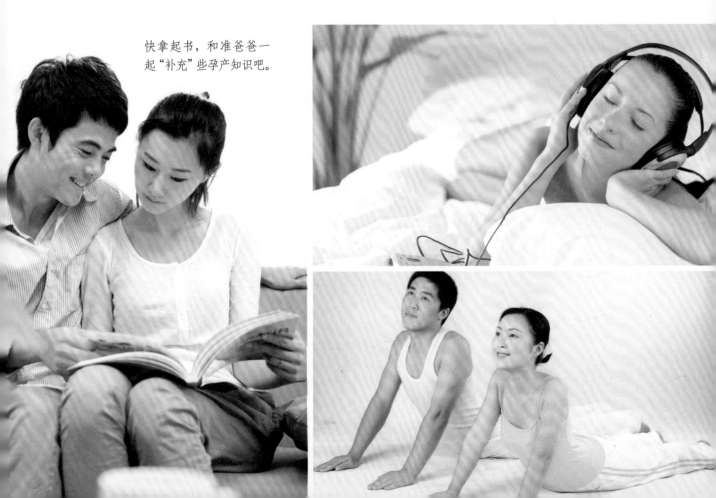

快拿起书，和准爸爸一起"补充"些孕产知识吧。

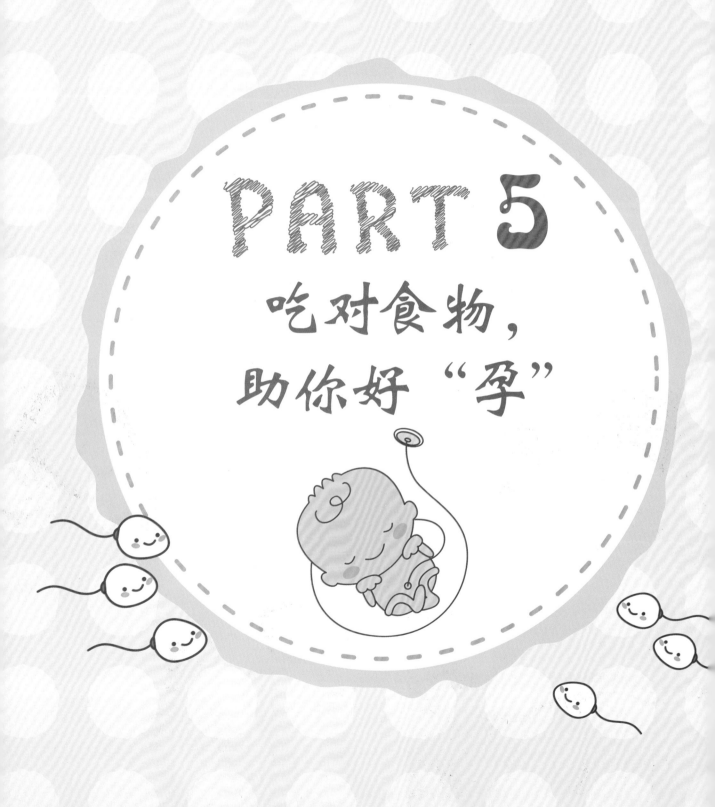

PART 5

吃对食物，助你好"孕"

一粒种子要生根发芽，需要合适的气候，肥沃的土地。处于备孕期的夫妻，为胎宝宝的顺利到来准备好了吗？用科学的饮食调理身体，用食物的营养滋养身体，避开备孕时的饮食禁忌，为胎宝宝准备一个健康的环境吧！你的宝宝一定会聪慧而健康。

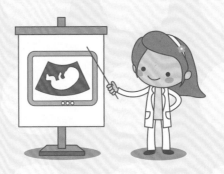

叶酸要吃，但别过量

备孕女性要吃一些保护卵巢、利于卵子健康的食物，同时注意补充叶酸。孕前和孕早期补充叶酸对胎宝宝的发育至关重要，若是不及时补充，很可能造成胎宝宝畸形，所以备孕夫妻一定要重视。但是补叶酸的量要适宜，以免过犹不及。

什么时候补叶酸最合适

叶酸是在绿叶蔬菜、谷物和动物肝脏中发现的一种 B 族维生素，是备孕女性必须提前补充的一种维生素。而人体自身不能合成叶酸，必须经食物或药物补给。

叶酸参与人体新陈代谢的全过程，是合成 DNA 的必需营养素。叶酸有利于胎宝宝神经系统的健康，有助于新细胞的生长。孕前补充叶酸，可预防神经管畸形儿的出生，并降低胎宝宝眼、口唇、心血管、肾、骨骼等的畸形率。

在怀孕最初的 8 周，是胎宝宝重要器官的快速发育阶段。当孕妈妈意识到自己怀孕时，可能已经错过了小生命发育的最重要时期。因此，备孕女性最好提前 3 个月开始补叶酸。虽然建议备孕女性应坚持每天补充叶酸，但是偶尔一天忘记吃也没有太大的关系，因为只要前后都有连续摄入，且多吃绿叶蔬菜就不会明显缺乏叶酸。

怀孕了再补叶酸，完全来得及

如果你孕前忘了补充叶酸，也不用过于担忧，从发现之日开始补充叶酸仍然可以起到降低胎宝宝发育异常的危险。值得提醒的是，孕前和孕早期补叶酸可大大降低神经管畸形儿的发生率，但不是绝对不会发生，因为胎宝宝神经管畸形还与遗传、环境污染、病毒感染等其他因素有关。

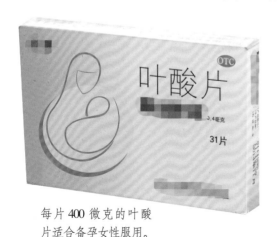

每片 400 微克的叶酸片适合备孕女性服用。

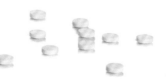

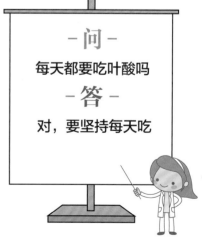

－问－

每天都要吃叶酸吗

－答－

对，要坚持每天吃

叶酸，每天补充 400 微克刚刚好

孕前每天应摄入 400 微克的叶酸，怀孕后每天应摄入 600 微克，对预防神经管畸形和其他出生缺陷非常有效。一般来说，叶酸片吃到怀孕 3 个月即可停止，并非整个孕期都一定要服用叶酸片。

叶酸虽然是备孕夫妻不可缺少的营养素，但也不能滥补。体内叶酸含量过高会干扰孕妈妈的锌代谢，而锌元素的缺乏将会影响胎宝宝的发育。

避孕药或抗惊厥药中的成分可能会干扰叶酸等维生素的代谢。因此，怀孕前曾长期服用避孕药、抗惊厥药的女性，最好在孕前 6 个月停止用药，并在医生指导下补充叶酸。

补叶酸可不是女性一个人的事

备孕女性和孕妈妈需要补充叶酸，大家都认可，但备育男性也要补充叶酸，这常常被忽略。

一个健康男性的精子中，有 4% 的精子染色体异常，而精子染色体异常可能会导致妻子不孕、流产以及胎宝宝先天性愚型。男性多吃富含叶酸的食品，可降低染色体异常的精子所占的比例。有研究表明，每天摄入充足叶酸的男性，其染色体异常的精子所占比例明显低于叶酸摄入量低的男性。

因为形成精子的周期长达 3 个月，所以备育男性和备孕女性一样，也要提前 3 个月注意补充叶酸，每天补充 400 微克。

» 家常食物中的叶酸来源：
西蓝花（焯水凉拌最佳）
莴苣（清炒更爽口）
小白菜（大火快炒）
草莓（彻底洗净后再吃）
樱桃（吃应季的更好）
核桃（每天吃一两个即可）

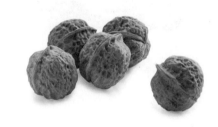

红小豆糙米饭
糙米富含叶酸且含糖量低，是补充叶酸的好选择。

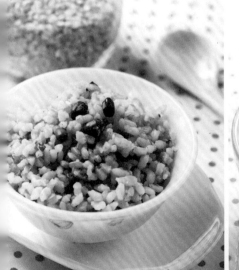

腐竹猪肝粥
猪肝不仅能补充叶酸，也是铁质的最佳食物来源。

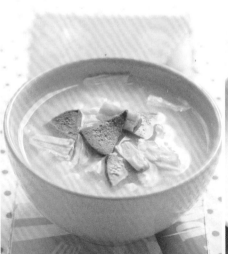

芹菜炒鸡蛋
鸡蛋每天都不可少，和蔬菜搭配吃营养更丰富。

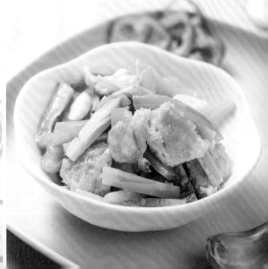

补叶酸食谱推荐

孕前 3 个月就开始补充叶酸，可有效降低孕早期自然流产发生率，防止怀孕后胎宝宝神经管畸形，还可减少胎宝宝眼、口唇、腭、胃肠道、心血管、肾、骨骼等器官畸形的发生。

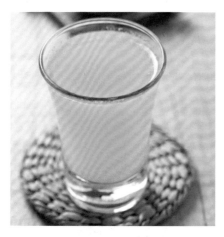

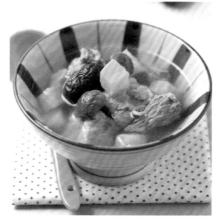

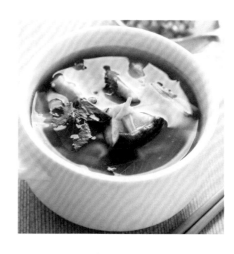

橘子苹果汁

原料：橘子 1 个，苹果半个，胡萝卜半根，蜂蜜或砂糖适量。

做法：❶ 将以上食材切碎，加适量蜂蜜或砂糖放入榨汁机中。❷ 加适量开水榨成汁饮服。

营养功效：橘子营养丰富，富含叶酸、蛋白质、脂肪、碳水化合物、膳食纤维、钙、磷、铁、胡萝卜素等营养物质，是备孕期的好选择。

栗子排骨汤

原料：鲜栗子、红薯各 100 克，排骨 500 克，红枣 3 颗，姜片、盐各适量。

做法：❶ 鲜栗子放入沸水煮 2 分钟，然后转中小火煮至熟，捞出去皮；红薯去皮切块。❷ 排骨入沸水中汆烫，捞起，冲净。❸ 将所有的食材和姜片放入锅中，加水没过食材，以大火煮开，转小火续煮约 1 小时，加盐调味即可。

营养功效：栗子含叶酸、不饱和脂肪酸、矿物质等，能增强机体免疫力、补脑健脑。

油菜蘑菇汤

原料：油菜心 150 克，香菇 3 朵，鸡油、盐、香油各适量。

做法：❶ 将油菜心洗净，从根部剖开；香菇去蒂，洗净切块，备用。❷ 将鸡油烧至八成热，放入油菜心煸炒，之后加入适量水，放入香菇、盐，用大火煮几分钟，最后淋上香油即可。

营养功效：油菜含有丰富的叶酸和膳食纤维，能够有效补充叶酸，并促进胃肠蠕动，防止便秘。香菇中富含蛋白质，且口味清淡，很适合备孕女性食用。

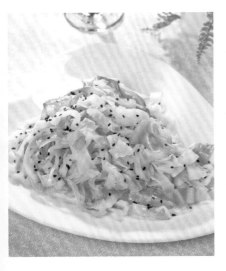

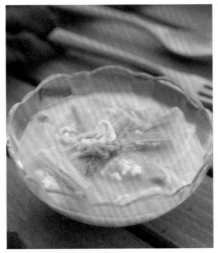

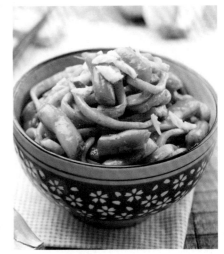

芝麻圆白菜

原料：芝麻 30 克，圆白菜 350 克，盐适量。

做法：❶ 将芝麻择去杂质，放入锅内，用小火慢炒至芝麻发香，出锅晾凉；圆白菜洗净，切成丝。❷ 炒锅置火上，放入油烧热，先投入圆白菜丝炒 1 分钟，加盐调味，再用大火炒至圆白菜熟透发软，起锅装盘，最后撒上芝麻，拌匀即可。

营养功效：圆白菜不仅含有叶酸，还是钾的良好来源。圆白菜的防衰老、抗氧化的效果与芦笋、菜花同样处在较高的水平。圆白菜的营养价值与大白菜相差无几，其中维生素 C 含量还要高出大白菜 1 倍左右。

鸡丝芦笋汤

原料：芦笋 5 根，鸡胸肉 200 克，金针菇 50 克，鸡蛋清、高汤、淀粉、盐、香油各适量。

做法：❶ 鸡胸肉切长丝，用鸡蛋清、盐、淀粉拌匀腌 20 分钟。❷ 芦笋洗净，切成段；金针菇洗净沥干。❸ 鸡肉丝用开水汆熟，见肉丝散开即捞起沥干。❹ 锅中放入高汤，加鸡肉丝、芦笋、金针菇同煮，待熟后加盐，淋上香油即可。

营养功效：芦笋是天然叶酸补充剂，5 根芦笋大概就有 100 多微克的叶酸。芦笋中还含大量维生素 A、维生素 C、维生素 E，可以增进食欲，帮助消化，缓解疲劳，改善视力。

豆角焖面

原料：豆角 100 克，细面条 200 克，肉末 50 克，葱末、姜丝、蒜末、酱油、盐各适量。

做法：❶ 将豆角洗净去筋，切段。❷ 油锅烧热，爆香葱末、姜丝后放入肉末、豆角，加酱油翻炒至豆角变色，加水（略低于豆角）。❸ 开锅后，把面条抖散，均匀、松散地码在豆角上，盖上锅盖，调小火焖几分钟，当汤汁剩少许，豆角熟软时关火，放盐、蒜末拌匀即可。

营养功效：豆角富含蛋白质、脂肪、碳水化合物、钙、磷、铁、膳食纤维及多种维生素，尤其是叶酸；豆角衣中 B 族维生素含量特别丰富。

女性这样吃，好"孕"很容易

要想顺利怀孕，除了在备孕期注意补充叶酸外，还需要注意补充其他多种营养元素，这样才能使身体状态调整到最佳，为胎宝宝打下丰富的营养基础。

想怀孕，先排毒

准备怀孕最重要的是保证自己身体的健康，现代人的餐桌上有丰盛的鸡鸭鱼肉、山珍海味。然而，这些食物吃多了，会产生许多有害的毒素。除此之外，有些人还会出现上火、口臭、腹胀、消化不良、便秘等症状。如果这些毒素长时间滞留在肠道内不排出，就会被重新吸入体内，给健康造成危害。

日常生活的一些食物能够帮助人体排出体内毒素，备孕女性可以针对性地多吃一些。日常排毒食物有西红柿、魔芋、木耳、海带、芝麻、香蕉、苹果、红豆、猪血、草莓、糙米、紫菜、西瓜、菠菜等。

同时在生活习惯上，一定要坚持戒烟戒酒戒甜食，适当吃些苦味的蔬菜是很有好处的。还要进行适当运动，因为通过运动让身体出汗，可以排出一些其他器官不能够代谢的毒素，这对身体健康也有好处。

身体需要排毒的信号

便秘：长期便秘，体内堆积大量毒素

肥胖：肥胖会导致体内毒素滋生，身体失衡

痤疮：体内毒素排出受阻时会通过皮肤向外渗溢，使皮肤变得粗糙，出现痤疮

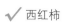 西红柿 ✓ 香蕉

日常生活中的一些食物能够帮助人体排出体内毒素。

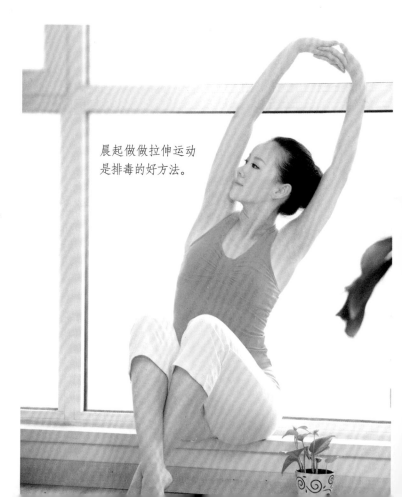

晨起做做拉伸运动是排毒的好方法。

孕前 3 个月就要加强营养储备

根据卵子的发育规律，建议从孕前 3 个月起，备孕女性就要做好合理膳食、调养身心、增强体质等准备工作。怀孕是一个特殊的生理过程，由于胎宝宝的生长发育使母体负担加重，因此，在妊娠过程中，孕妈妈会遇到一些不同程度的功能或病理性问题。妊娠期间，孕妈妈不仅要给腹中的胎宝宝供给养料，而且要为分娩的消耗和产后哺乳做好营养储备。因此，从怀孕前 3 个月开始，合理补充营养十分重要。

所谓合理补充营养是指有充足的热量供应，如蛋白质、矿物质、维生素等。怀孕前，女性可多吃鸡、鱼、瘦肉、蛋类、豆制品等富含蛋白质的食品，同时还应多吃蔬菜和水果，以保证生殖细胞的发育，给未来的胎宝宝准备好"全面营养基础"。

花样搭配营养全面、均衡

饮食调理最重要的是做到均衡膳食，从而保证摄入充足的营养素，因为它们是胎宝宝生长发育的物质基础。食物应多种多样，不同的食物所含的营养素各不相同，每种食物都有它的营养价值，不可偏好蛋白质含量高或者某种微量元素高的食物。适当选择食物并合理搭配，才能获得均衡全面的营养。

食物的搭配有一些技巧，大米与多种食物搭配可提高蛋白质的利用率，如蒸米饭或煮粥时加入水果、蔬菜、肉、食用菌等；小米与豆类搭配可弥补赖氨酸不足，用小米煮粥时，可加入绿豆、黄豆、红豆等同煮；菜豆与肉类搭配可补充构成蛋白质必需的氨基酸。

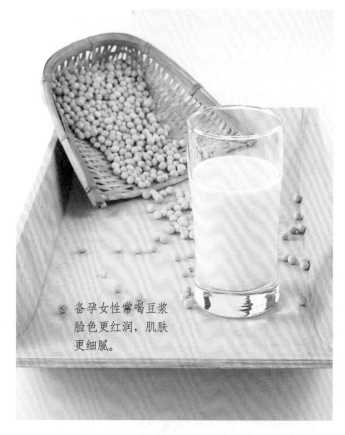

备孕女性常喝豆浆脸色更红润，肌肤更细腻。

常喝豆浆，养生又助孕

豆浆含有丰富的植物蛋白质、维生素、矿物质等营养成分，对人体非常有好处。最特殊的是它含有植物性雌激素大豆异黄酮，这种激素能够起到类雌激素的作用，可以调节女性的内分泌系统，有利于卵巢健康，促进排卵。有研究指出，长期饮用豆浆可以有效预防乳腺癌、子宫癌、卵巢癌的发生，还能延缓衰老，缓解更年期症状。所以女性在备孕期可以常喝豆浆。

不过值得注意的是，喝豆浆一定要适量，而且最好煮熟饮用。另外长期喝豆浆的人要注意补充锌元素。

每天合理搭配饮食，是增强身体素质、健康备孕的前提。

改变不良的饮食习惯

营养不良会影响女性的排卵规律，长期不均衡的饮食习惯会使受孕率降低。

不吃早餐

不吃早餐严重伤胃，且没有足够的能量支持上午的工作或生活。早餐要吃好，既要可口、开胃，还要保证充足的热量和蛋白质，最好再喝上一杯鲜榨果汁。

晚餐太丰盛

晚餐吃得太好、太多、太饱，容易发胖，影响睡眠。晚餐要吃早一点，可以降低尿路结石病的发病率；多摄入一些新鲜蔬菜，尽量减少过多的蛋白质、脂肪类食物的摄入。

常吃生食

生鱼、生肉容易感染各种寄生虫，所以应尽量少吃。日式饮食中的寿司、西餐中的牛排等，都应该少吃；蔬菜凉拌前最好用沸水焯一下，确保食用安全；肉类食物一定要煮熟煮透。

补充维生素 A，预防夜盲症

维生素 A 对维持视觉功能，特别是夜间视力有重要作用。体内缺乏维生素 A，会引起眼干燥症、皮肤干燥、抵抗力降低等，甚至会导致夜盲症。

正常情况下，每天维生素 A 的摄入量为 2 200~3 500 国际单位。备孕女性如果没有严重缺乏，不需要服用维生素 A 制剂，多吃一些富含维生素 A 的食物即可。深绿色和红黄色果蔬（如菠菜、豌豆苗、胡萝卜、青椒、芒果、杏等）含有丰富的胡萝卜素，而胡萝卜素在体内可转变为维生素 A。平常多食用这类食物，即可改善维生素 A 缺乏的状况。缺乏严重者可在医生指导下补充一些微量营养素制剂。

维生素 A 若摄入过量，则会引起中毒。成人连续几个月每天摄入 5 000 国际单位以上，幼儿如果在一天内摄入超过 1 850 国际单位，则会引起中毒。维生素 A 中毒会出现皮肤粗糙、腹痛、腹泻、凝血时间延长、易于出血等症状。

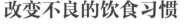

孕前补充蛋白质，缓解亚健康

蛋白质是人类生命活动的物质基础。蛋白质具有使伤口愈合，产生白细胞，防止细菌侵入的特殊功能。另外，催化身体新陈代谢的酶、调节生理功能的胰岛素等，都离不开蛋白质。及时补充优质蛋白质，可以改善人体的亚健康状态。

孕妈妈蛋白质的缺乏会直接导致宝宝先天缺乏蛋白质，因此备孕女性应提前做好准备。一般情况下，蛋白质每天摄入量应控制在80~85 克。也就是说，每天有 1 个鸡蛋、100 克鱼肉、50 克畜肉或禽肉，再加 1 杯牛奶，就可满足身体蛋白质的需求。

补充维生素 C，提高免疫力

维生素 C 参与细胞间质的生成，维持人体组织间正常的坚固性和通透性；改善铁、钙和叶酸的利用；促进牙齿和骨骼的生长，防止牙床出血、关节痛、腰腿痛；增强机体对外界环境的抗应激能力和免疫力，还有一定的解毒能力。富含维生素 C 的食物有针叶樱桃、番石榴、红椒、黄椒、柿子、西蓝花、草莓、橘子、芥蓝、猕猴桃等。

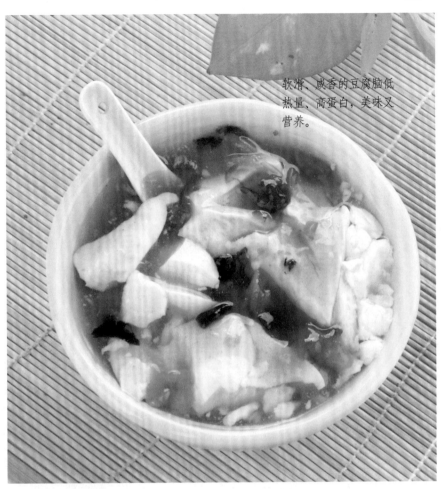

软滑、咸香的豆腐脑低热量、高蛋白，美味又营养。

补充维生素 E，提高生育能力

维生素 E 能促进垂体促性腺激素的分泌，提升卵巢功能，增加卵泡数量，使黄体细胞增大并增强黄体酮的作用，提高性反应和生育能力；保护机体细胞免受自由基的毒害，充分发挥被保护物质的特定生理功能；减少细胞耗氧量，使人更有耐久力，有助于减轻腿抽筋和手足僵硬的状况等。

维生素 E 缺乏，会导致不易受精或容易出现习惯性流产现象。富含维生素 E 的食物有麦芽、黄豆、植物油、坚果、绿叶蔬菜、未精制的谷类制品、蛋等。备孕女性应多摄入这些食物。

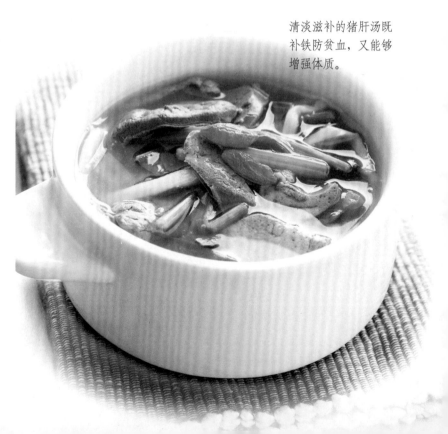

清淡滋补的猪肝汤既补铁防贫血，又能够增强体质。

孕前补钙要适量

怀孕后，孕妈妈身体里现有的钙质，会大量转移到胎宝宝的身体里，满足胎宝宝骨骼发育需要。孕妈妈每日所消耗的钙量要远远大于普通人，因此需要补钙。最理想的补钙时机，应该从准备怀孕时就开始。备孕女性体内钙量充足，胎宝宝出生后，会较少出现夜惊、抽筋、出牙迟、烦躁及佝偻病等缺钙症状，而孕妈妈也能缓解小腿抽筋、腰腿酸痛、骨关节痛、水肿等孕期不适。

补钙首选食补，如多喝豆浆和牛奶，多吃蔬菜、肉类等含钙量高的食物。补钙的同时如果没有足够的维生素 D，钙是无法被人体吸收的，故补钙的同时要多晒太阳。正常人每天需补充 0.8~1.0 克钙。

» 补钙宜吃食物：
乳类（牛奶、酸奶、奶酪）
豆制品（豆浆、豆腐、豆腐皮）
海产品（海带、鲜虾、虾皮）

- 多了解一点 -
(1) 临睡前喝牛奶最补钙
(2) 膳食中盐分太高会导致钙流失

孕前补铁防贫血

贫血是孕期常见的并发症，部分原有的贫血情况因妊娠而加重，部分在妊娠后发生。贫血对母婴都会造成影响，其中重度贫血可增加母体妊娠期并发症，如妊娠高血压综合征、感染，甚至贫血性心力衰竭。而贫血对胎宝宝影响则更大，早产、胎宝宝发育不良、胎宝宝宫内窘迫等发病率均会增加。

备孕女性如果有贫血，应在孕前进行咨询，并查清贫血的原因和程度，及时治疗，以免妊娠后贫血加重，甚至危及母婴安全。预防贫血应注意营养补充，宜多食含铁丰富且吸收利用率高的食物，如动物肝脏、动物血、瘦肉等。每天可补充铁 15~20 毫克。

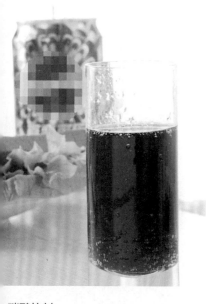

碳酸饮料
碳酸饮料有伤害精子的可能性，备孕夫妻应少喝或不喝。

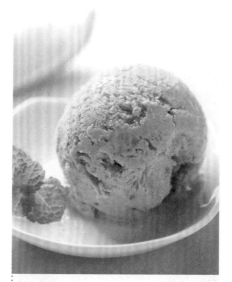

冰激凌
冰激凌会刺激肠胃，甚至造成宫寒，备孕女性要少吃。

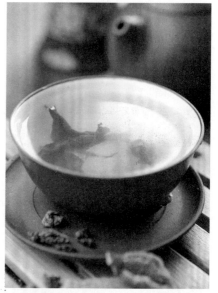

茶
孕前别过多饮用浓茶，可能会引起贫血。

别把脂肪拒之千里

　　肥胖和脂肪过多摄入有关系，但并不是说一点脂肪都不能吃，哪怕是孕前需要减肥的人。如果孕前一味减肥，摄入低脂食物而使体内脂肪缺乏，将导致受孕失败，或者即使受孕了，也会危及到胚胎的发育。脂肪中的胆固醇是合成性激素的重要原料，若脂肪摄入不足，还可能引起性欲下降。

　　可以适当多吃一些海鱼、海虾等，它们含有胎宝宝发育需要的优质脂肪；肉类、鱼类、禽蛋中含有较多的胆固醇，适量摄入有利于性激素的合成。

经期饮食要注意

　　女性月经期间抵抗力下降，情绪易波动，会出现食欲差、腰酸、疲劳等症状。月经前后注意饮食调养，可以有效减轻经期不适，让女性内分泌更协调，使月经周期更加规律，更有助于受孕。

　　月经期间，可以补充一些有利于经血畅通的食物，避免食用生冷的食物以免引起经血运行不畅、痛经、经血过少等不适症状。温补食品有羊肉、鸡肉、红枣、豆腐皮、苹果、牛奶、红糖、益母草、当归、桂圆等。食欲差时，可选一些健脾开胃、易消化的食品，如红枣、面条、薏米粥等。注意食用新鲜蔬菜和水果。在月经干净后 1~5 日内，多吃一些可以补充蛋白质、矿物质及补血的食品，如牛奶、鸡蛋、鹌鹑蛋、牛肉、羊肉、芡实、菠菜、樱桃、桂圆、荔枝、胡萝卜、苹果等。

　　月经前后，饮食总的原则是忌生冷，宜温热；忌酸辣，宜清淡；荤素搭配，防止缺铁。

备孕女性好"孕"食谱

女性可通过日常饮食来调理自身的体质，增加自身营养，但是具体哪些菜该怎么吃还是不太懂，那就快来看看简单易学的菜谱吧！

排毒食谱

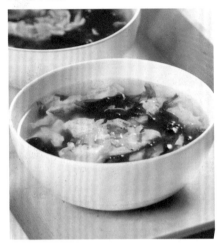 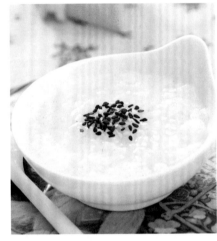 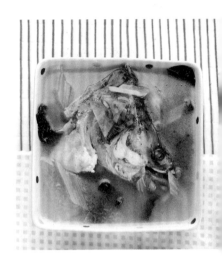

紫菜汤

原料：紫菜 10 克，鸡蛋 1 个，虾皮、香菜、葱末、姜末、香油各适量。

做法： ❶ 虾皮、紫菜均洗净，紫菜撕成小块；鸡蛋打散；香菜择洗干净，切小段。❷ 油锅烧热，下入姜末，然后放入虾皮略炒一下，再加适量水烧沸，淋入鸡蛋液，放入紫菜块、香菜段、葱末、香油即可。

营养功效：紫菜除了含有丰富的维生素 A、B 族维生素外，最重要的是，它富含膳食纤维和矿物质，可帮助排泄身体内的废物和毒素。

芝麻粥

原料：黑芝麻 30 克，大米 100 克。

做法： ❶ 将黑芝麻晒干后炒熟；大米淘洗干净。❷ 锅中放水，放入大米和黑芝麻。❸ 大火煮开后转小火，煮至米烂粥稠即可。

营养功效：黑芝麻富含的维生素E，除了具有抗氧化作用外，还对人体生育机能具有良好的促进作用。非常适合备孕期的女性食用。

鱼头木耳汤

原料：鱼头 1 个，冬瓜 100 克，油菜 50 克，水发木耳 80 克，盐、葱花、姜片、料酒、胡椒粉各适量。

做法： ❶ 将鱼头洗净，抹上盐，冬瓜处理干净，切成片；油菜洗净切断。❷ 油锅烧热，把鱼头煎至两面金黄时，烹入料酒、盐、葱花、姜片、冬瓜片，加入适量清水，大火烧沸，小火焖 20 分钟。❸ 放入木耳、油菜、胡椒粉，烧沸即可。

营养功效：木耳所含的植物胶质有较强的吸附力，可吸附残留在人体消化系统内的杂质，清洁血液。

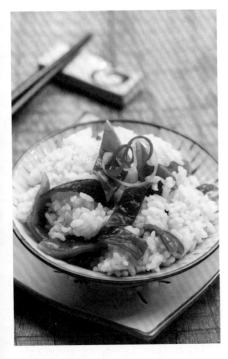

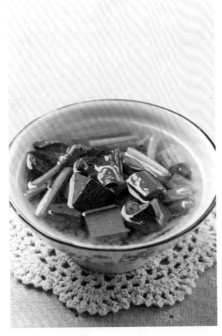

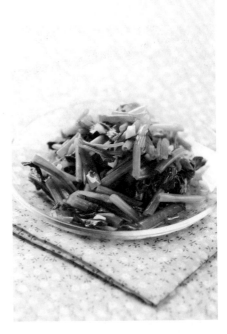

海带焖饭

原料：大米 50 克，海带 100 克，彩椒丝、盐适量。

做法：❶ 将大米淘洗干净；海带洗净，切成片。❷ 锅中放入水和海带片，用大火烧开，煮 5 分钟。❸ 锅中放入大米和盐，搅拌均匀，然后将饭熬煮至熟，加彩椒丝点缀即可。

营养功效：海带含有丰富的钙、蛋白质和碘，可以帮助备孕女性补充营养。此外，海带对进入体内的有毒元素镉也有促排作用，有助于排毒。

猪血菠菜汤

原料：猪血、菠菜各 200 克，盐、香油各适量。

做法：❶ 猪血切成块；菠菜洗净，切段。❷ 锅中倒入适量水烧开，先加入盐，再加菠菜段、猪血块，煮 3 分钟，最后加香油调味即可。

营养功效：猪血中的血浆蛋白被消化酶分解后，可产生一种解毒和润肠的物质，能与侵入人体的粉尘和金属微粒结合，成为人体不易吸收的物质，直接排出体外，有除尘、清肠、通便的作用。

蒜蓉空心菜

原料：空心菜 250 克，蒜末、盐、香油各适量。

做法：❶ 空心菜洗净，切段，焯烫熟，捞出沥干。❷ 将蒜末、盐与少量水调匀后，再浇入热香油，调成味汁。❸ 将味汁和空心菜拌匀即可。

营养功效：空心菜中的膳食纤维含量极为丰富，能帮助备孕女性轻松排毒，同时对防治便秘有积极的作用。

防辐射食谱

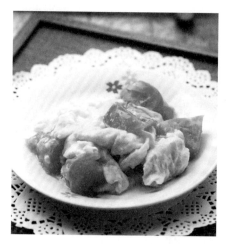

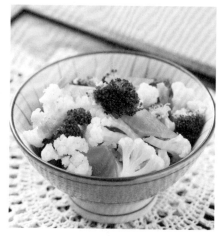

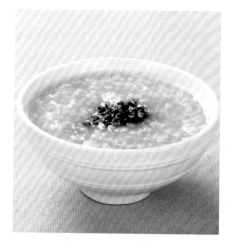

西红柿炒鸡蛋

原料：西红柿、鸡蛋各 1 个，白糖、盐各适量。

做法：❶ 把西红柿洗净，去蒂，切小块。❷ 鸡蛋打散后，加少许盐，搅拌匀。❸ 锅中放油，油热后，先将蛋液倒入，炒散，盛出。再放少许油，倒入西红柿块翻炒几下，再放入鸡蛋，出锅前将白糖、盐放入，再翻炒几下即可。

营养功效：西红柿中含有丰富的番茄红素，它具有极强的清除自由基的能力，有抗辐射、预防心脑血管疾病、提高免疫力、延缓衰老等功效，还可以改善皮肤干燥和瘙痒等过敏症状，减轻紫外线照射带来的伤害。

胡萝卜炒西蓝花

原料：西蓝花、菜花各 100 克，胡萝卜 50 克，白糖、盐、水淀粉各适量。

做法：❶ 将西蓝花、菜花洗净，切成小块；胡萝卜洗净，切片备用。❷ 锅内加水煮沸，放入西蓝花块、菜花块、胡萝卜片略煮，捞出备用。❸ 锅中放油，油热后，放入西蓝花块、菜花块、胡萝卜片翻炒，加入盐、白糖及适量水，烧开后用水淀粉勾芡即可。

营养功效：胡萝卜富含 β-胡萝卜素，进入人体后可转化成维生素A，能很好地保护眼睛，有助于减轻电脑辐射的危害，还能保护眼睛免受辐射之伤。

紫苋菜粥

原料：紫苋菜 250 克，大米 100 克，香油、盐各适量。

做法：❶ 将紫苋菜择洗干净，切成末。❷ 将大米淘洗干净，放入锅内，加清水适量，置于火上，煮至粥成时，加入香油、紫苋菜末、盐，再煮半分钟即可。

营养功效：紫苋菜有抗辐射、抗突变、抗氧化的作用，这与其含硒有关。硒是一种重要的微量元素，能提高人体抗辐射的能力。

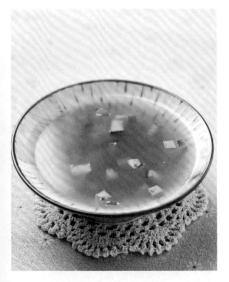

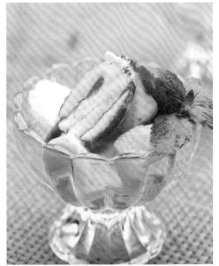

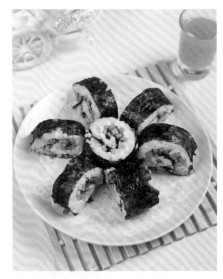

瓜皮绿豆汤

原料：绿豆 50 克，西瓜皮（不用削去外皮）250 克。

做法： ❶ 绿豆洗净，与 1500 毫升水同煮，煮沸后 10 分钟撇去绿豆皮。❷ 瓜皮洗净切块，放入煮沸的绿豆汤中再煮。❸ 煮沸后冷却即可饮汤。

营养功效：现代医学研究证实，绿豆能帮助排泄体内毒素，加速新陈代谢，可有效抵抗各种形式的污染。

草莓鲜果沙拉

原料：草莓 300 克，苹果 1 个，香蕉 1 根，酸奶 1 杯，蜂蜜适量。

做法： ❶ 将草莓、苹果洗净切块，香蕉去皮切成小段。❷ 将草莓块、苹果块、香蕉段与酸奶混合，加入适量蜂蜜，拌匀即可。

营养功效：草莓中含有大量的维生素 C、维生素 E 以及多酚类抗氧化物质，可以抵御高强度的辐射，减缓紫外线辐射对皮肤造成的损伤。

紫菜包饭

原料：糯米 100 克，鸡蛋 1 个，紫菜 1 张，火腿、黄瓜、沙拉酱、米醋各适量。

做法： ❶ 黄瓜洗净、切条，加米醋腌制 3 分钟。 ❷ 糯米洗净，上锅蒸熟后，倒入适量米醋，拌匀晾凉。❸ 鸡蛋打散；火腿切条。❹ 锅中放油，将鸡蛋摊成饼，切丝。❺ 糯米平铺于紫菜上，摆上黄瓜条、火腿条、鸡蛋丝、沙拉酱，卷起，切成 1 厘米厚片即可。

营养功效：紫菜富含硒元素，被视为抗辐射圣品，能增强机体抗辐射能力，备孕女性应经常食用。

补血食谱

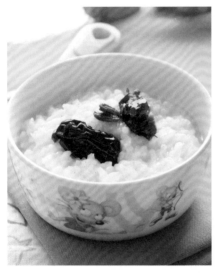

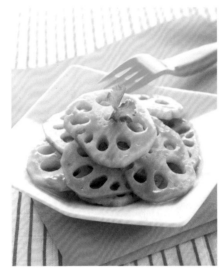

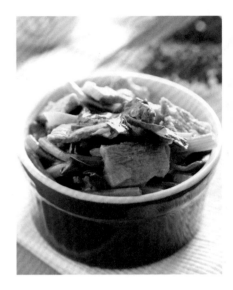

红枣枸杞粥

原料：红枣 2 颗，枸杞子 15 克，大米 150 克。

做法：❶ 将红枣、枸杞子洗净，用温水泡 20 分钟。❷ 将泡好的红枣、枸杞子与大米同煮，待米烂汤稠即可。

营养功效：红枣既能养胃健脾、补血安神，又能滋润心肺，对于贫血、面色苍白、气血不足都有很好的调养作用。

酸甜藕片

原料：莲藕 500 克，白糖 10 克，醋 10 毫升，姜末、盐、香菜各适量。

做法：❶ 莲藕洗净，切成片，焯水，沥干水分，装盘。❷ 在藕片上撒上白糖、姜末、醋、盐，拌匀，加香菜点缀即可。

营养功效：藕性温和，含有丰富的铁和维生素 C，鲜藕止血，熟藕补血。女性多吃莲藕有好处，但月经期间和体寒痛经者不宜生吃莲藕。

牛肉炒菠菜

原料：牛里脊肉 50 克，菠菜 200 克，淀粉、酱油、葱末、姜末、料酒、盐各适量。

做法：❶ 牛里脊肉切成薄片，把淀粉、酱油、料酒、姜末调汁，把牛肉片放入腌 20 分钟；菠菜洗净，焯烫沥干，切成段。❷ 锅置火上，放油烧热，放姜末、葱末煸炒，再把腌好的牛肉片放入，用大火快炒后取出，再将余油烧热后，放入菠菜段、牛肉片，用大火快炒几下，放盐拌匀即可。

营养功效：菠菜含铁、钙、维生素 C 和维生素 K，是常见的补血食材。

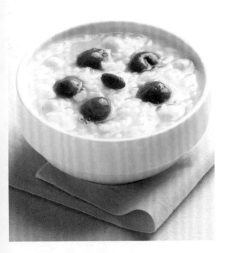

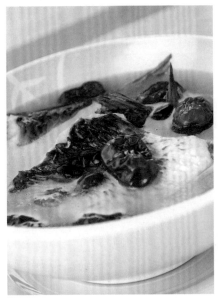

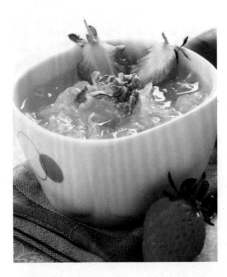

桂圆莲子粥

原料：桂圆肉 30 克，莲子 20 克，大米 50 克，枸杞子适量。

做法： ❶ 将桂圆肉、莲子、枸杞子清洗干净，备用。❷ 锅内加适量清水，将清水烧开，放入桂圆肉、莲子、枸杞子和大米，改为小火炖 30 分钟左右即可食用。

营养功效：桂圆益心脾、补血气，尤其适合气虚不足、心血亏虚、心悸失眠的女性。如果有贫血的表现，如面色无光泽、疲乏无力、没有食欲等，可以用桂圆和红枣一起煮粥来调理。

红枣黑豆炖鲤鱼

原料：鲤鱼 1 条，黑豆 50 克，红枣 6 颗，姜片、料酒、盐、胡椒粉各适量。

做法： ❶ 将鲤鱼剖洗干净，用料酒、姜片腌渍备用。❷ 把黑豆放入锅中，用小火炒至豆衣裂开，取出。❸ 将鲤鱼、黑豆、红枣一起放入炖盅内，加入适量沸水，用中火隔水炖至熟，最后用胡椒粉、盐调味即可。

营养功效：黑豆能增强消化功能，促进骨髓造血，起到改善贫血的作用，肾虚、血虚者多吃有益。经常食用黑豆还可防老抗衰、增强活力。

银耳羹

原料：银耳 50 克，草莓、冰糖、淀粉、核桃仁各适量。

做法： ❶ 银耳泡发好，洗净，切碎；草莓洗净。❷ 将碎银耳放入锅中，加适量清水，用大火烧开，转小火煮 30 分钟，加入冰糖、淀粉后稍煮。❸ 放入草莓、核桃仁，淋上少许植物油，稍煮即可。

营养功效：银耳的营养成分相当丰富，银耳的蛋白质中含有 17 种氨基酸，还含有多种矿物质，如钙、磷、铁、钾、钠、镁、硫等，其中钙、铁的含量很高，能够满足人体的营养需求，预防贫血。

男性这样吃，提升精子活力

怀孕离不开优质的精子，所以在日常生活中，男性也要注意调整饮食，适量摄入有益的食物，增加自身性功能和生育能力，为备孕助力。吃得对，吃得好，对提高男性自身的精子活力，以及男性生殖系统的保健都有好处。

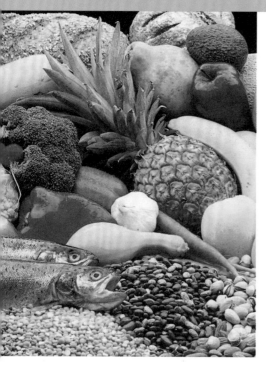

» 富含维生素 B_2 的食物：
豌豆、豇豆、黄鱼、带鱼、橘子、小米等

» 富含维生素 B_{12} 的食物：
动物肝脏、牛肉、猪肉等

药物靠不住，要靠维生素

有些备育男性为了提高自己的生育能力，会服用许多保健类的药物，这些药物往往会标榜无任何副作用，但其实都存在一定的副作用，经常服用容易导致机体遭受损害，重则引起睾丸萎缩、前列腺增生、垂体分泌失调等严重后果。此外，常服用助阳药物的男性所生育的宝宝先天不足或畸形的可能性较大。所以备育男性切忌随意服用各种性保健品。

现代医学研究表明，男性生育能力、精子活力与人体内的维生素A、维生素C、维生素E含量有关，男性可以通过适量食用含有这些有益元素的食物来提升精子活力。

维生素 A 提高精子活力

维生素 A 是生成雄性激素所必需的物质，备育男性如果缺乏维生素 A，其精子的生成和精子活动能力都会受到影响，甚至产生更多畸形精子，影响生育。一般来说，正常成年男性，每天需要供给维生素 A 2 200 国际单位。维生素 A 的主要食物来源是鱼油、动物肝脏、乳制品、蛋黄，黄色及红色水果，红色、黄色、绿色蔬菜等。

维生素 C 增加精子数量

维生素特别是叶酸和维生素 C 可以增加精子的数量，并提高精子活力，减少精子受损的危险。有关专家建议，为了生育一个健康、聪明的宝宝，男性计划做父亲前，就应该多吃绿叶蔬菜、水果和粗粮，这些食物中叶酸和维生素 C 含量都很高。

维生素 C 的主要食物来源是柑橘类水果、草莓、猕猴桃、木瓜、绿叶蔬菜。

维生素 E 可提高精子活性

维生素 E 有延缓、减慢性功能衰退的作用，还对精子的生成、提高精子的活性具有良好效果。缺乏维生素 E，常可造成精子发育障碍，还可能有碍于性腺正常的发育和精子的生成，从而使精子减少或影响精子的正常活动能力，甚至导致不育。

富含维生素 E 的食物有黄豆、植物油、坚果、全麦、未精制的谷类制品、蛋类，猕猴桃、圆白菜、菠菜等。

维生素 B_2 可提高精子质量

通常情况下，缺乏维生素 B_2 时，人体会出现口角炎、眼睑炎、结膜炎、舌炎、耳鼻黏膜干燥、皮肤干燥脱屑等症状。除此之外，维生素 B_2 还与性生活的质量密切相关，并直接影响男子精子的质量。

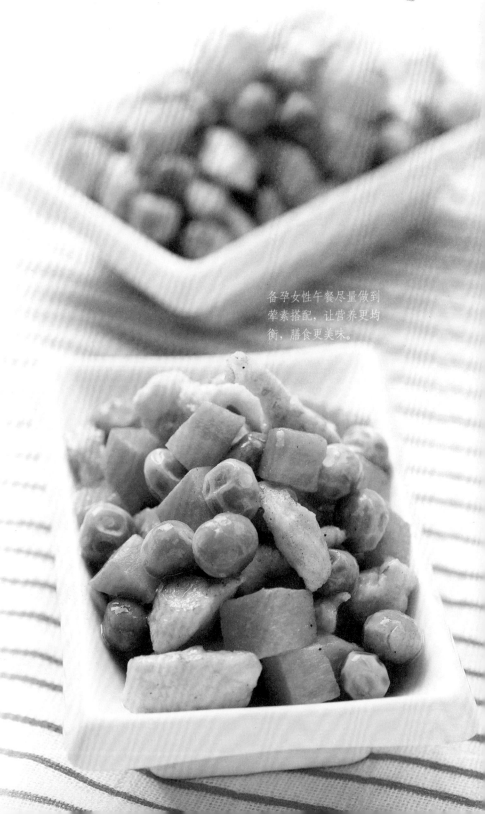

备孕女性午餐尽量做到荤素搭配，让营养更均衡，膳食更美味。

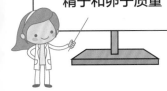

- 多了解一点 -

(1) 维生素 A：女性缺乏易流产

(2) 维生素 C：有利于女性内分泌系统平衡

(3) 维生素 E：对男女生殖系统健康均有利

(4) B 族维生素：可提高精子和卵子质量

适当吃些含锌食物

锌直接并广泛参与男性生殖过程中多个环节的活动；维持生殖器官的正常功能，提高精子数量，参与睾酮的合成；充养生精上皮和提高精子的活力；参与人体蛋白质的合成。正常男性精液中的含锌量必须保持0.15~0.3毫克/毫升的健康标准。如果低于这个标准，就意味着缺锌或失锌，从而造成锌缺乏症。对于即将生育的男性，建议孕前3个月应补充足够量的锌。

补充锌元素的最佳方法是合理调配膳食，多吃些含锌较多的食物，如各种坚果、香蕉、圆白菜，以及猪肝、猪肾、瘦肉、牡蛎、蛤蜊等。

食物补硒更健康

硒是人体必需的微量元素之一，是影响精子产生和代谢的一系列酶的组成成分，是对抗某些精子毒性作用的代谢元素，能避免有害物质伤及生殖系统，维持精子细胞的正常形态。缺硒可导致精子生成不足，与男性生育能力下降有很大关系。

含有硒元素的食品，主要有牡蛎、虾、贝类、动物肝脏、牛奶、豆类等，备育男性可以适当多食，对生育非常有好处。但是，补硒过量易导致体内胆固醇含量显著升高，从而增加患冠心病的风险。建议以每天400微克作为最大安全摄入量。

可乐要少喝

美国的科学家研究发现，目前出售的可乐可能会伤害精子，影响男性的生育能力。若受损伤的精子与卵子结合，可能会导致胎宝宝畸形或先天不足。有些可乐型饮料含有咖啡因，在体内很容易通过胎盘的吸收进入胎宝宝体内，危及胎宝宝的大脑、心脏等重要器官，会使胎宝宝畸形或患先天性痴呆。因此正处于备孕期的男女应少喝或不喝可乐。

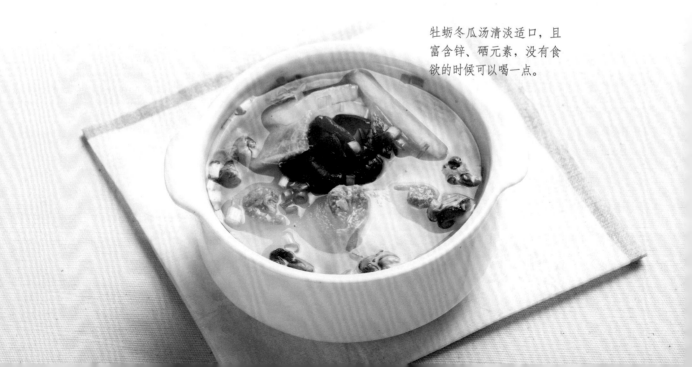

牡蛎冬瓜汤清淡适口，且富含锌、硒元素，没有食欲的时候可以喝一点。

这些食物应注意摄入量

动物内脏

动物内脏中胆固醇、饱和脂肪酸含量较高，常食用不利于人体健康。此外，动物内脏在活体内多直接接触各类食物，具有清除体内毒素的作用。研究者曾在动物内脏，尤其是牛、羊、猪内脏中发现重金属镉，而镉能导致不孕不育。为了保险起见，备育的男性应注意其摄入量，每周吃一两次，每次不超过50克即可。

海鲜

海鲜易引发过敏，其卫生问题也屡屡出现。而且随着近年来出现环境污染问题，海产品被污染的概率大大增加，尤其是重金属污染。某些重金属损害生殖健康，影响精子的活力和质量，最终影响生育。因此，建议备育男性控制海鲜摄入量，每周最多吃一两次，每次100克以下。购买海鲜时应去正规市场，挑选新鲜的买回来吃。另外，尽量避免吃剑鱼等容易受重金属污染的海鱼。

加工肉制品和脂肪含量高的乳制品

肉制品在腌制和加工过程中，常会产生亚硝酸盐。亚硝酸盐是导致身体疲劳，引发癌症的重要因素。肉制品在加工过程中的卫生状况也令人担忧。备育男性大量食用加工肉类、高脂肪含量的乳制品等，会使有害物质在体内积聚，影响精子的质量和数量。所以，这些食品应控制摄入量，不宜经常食用。

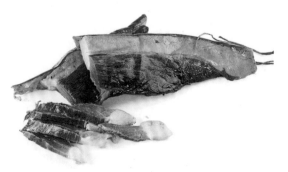

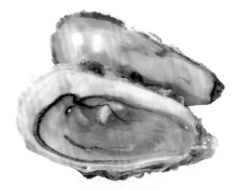

增强男性活力的食物

牡蛎

牡蛎中含有丰富的锌，锌对维持男性的生殖功能起着不可小觑的作用。在精子的代谢过程中锌是必需的物质，同时它还能增强精子的活力。因此备育男性的饮食中可适量增加牡蛎。

鳝鱼

鳝鱼中含有丰富的精氨酸，精氨酸是构成精子的主要营养物质，所以备育男性平时要吃些鳝鱼，以利于精子的生成以及精子活力的提高，为顺利孕育做准备。

韭菜

韭菜可温肾助阳，活血散瘀，理气降逆。韭菜别名"起阳草"，既易让男性亢奋，又能提高耐久力。韭菜还含有丰富的胡萝卜素、维生素C及多种矿物质，备育男性可经常食用。

羊肉

羊肉因其温热，具有补肾壮阳、暖中祛寒的功效，而被人们奉为冬令补品。冬天吃羊肉，既能抵御风寒，又可滋生肾阳，强壮身体。注意羊肉不能与醋、茶叶一起食用，否则容易引发便秘，而且还会降低壮阳补肾的效果。

备育男性壮阳助性食谱

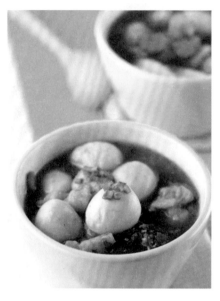

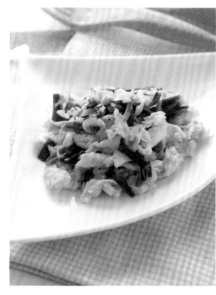

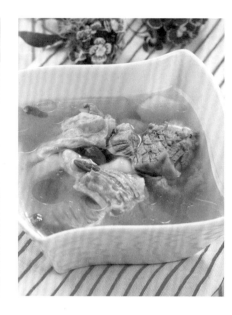

鹌鹑蛋烧肉

原料： 五花肉 200 克，鹌鹑蛋 5 个，葱花、姜块、料酒、酱油、白糖各适量。

做法： ❶ 五花肉汆水后，切成块；鹌鹑蛋煮熟，去壳洗净。❷ 油锅烧热，放葱花、姜块煸香，加入五花肉块、鹌鹑蛋、料酒、酱油、白糖，大火烧开，转中小火烧熟透，再用大火收稠汤汁即可。

营养功效：鹌鹑蛋是很好的补品，有补益强壮作用。男性经常食用鹌鹑蛋，可增强性功能，并增气力、壮筋骨。

韭菜炒鸡蛋

原料： 韭菜 150 克，鸡蛋 3 个，虾皮 10 克，盐适量。

做法： ❶ 把韭菜择洗干净，沥水，切成段，放入大碗内，磕入鸡蛋液，放盐搅匀。❷ 锅置火上，放油烧热，倒入韭菜鸡蛋液煎炒熟，放虾皮翻炒均匀即可。

营养功效：韭菜又叫起阳草、懒人菜、长生韭等。韭菜不仅能刺激胃肠蠕动，还能促进食欲、杀菌和降低血脂，同时还具有助性的作用。

羊肉栗子汤

原料： 羊肉 150 克，栗子 30 克，枸杞子、盐各适量。

做法： ❶ 将羊肉洗净，切块；栗子去壳，切块；枸杞子洗净，备用。❷ 锅内加适量水，放入羊肉块、栗子块、枸杞子，大火烧沸，撇去浮沫，改用小火煮 20 分钟，调入盐煮熟即可。

营养功效：羊肉含有丰富的蛋白质，具有补肾壮阳、暖中祛寒、温补气血、开胃健脾的功效。但羊肉属于热性食物，阴虚火旺、易口干、易上火的人尽量少吃。

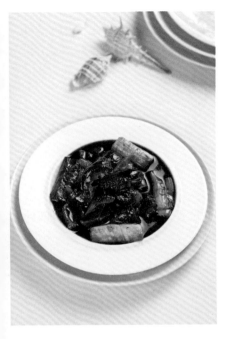

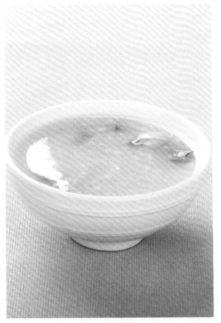

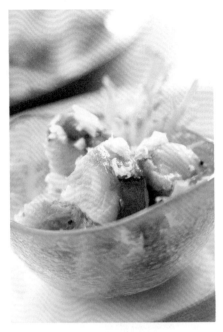

葱烧海参

原料： 葱段 120 克，水发海参 200 克，高汤 250 毫升，熟猪油、料酒、酱油、水淀粉、盐各适量。

做法： ❶ 海参洗净余烫；用熟猪油把葱段炸黄。❷ 海参放入锅中，加入高汤、酱油、盐和料酒等，烧至汤汁只剩 1/3，用水淀粉勾芡浇于海参上。

营养功效：海参是补肾壮阳佳品，经常食用海参，对男性肾虚引起的消瘦、性功能减退，有较好的食疗效果。

牡蛎粥

原料： 小米 100 克，牡蛎肉 30 克，姜丝、酱油、盐各适量。

做法： ❶ 小米淘净，加适量水，煮成粥。❷ 牡蛎肉在盐水中泡 20 分钟，洗净，倒入粥锅，加酱油、姜丝、盐，调匀，用小火将牡蛎煮熟即可。

营养功效：牡蛎中含有丰富的锌、硒等矿物质，可以提升男性的生育能力。

蒜香鳕鱼

原料： 鳕鱼 250 克，面包屑 100 克，蒜末 50 克，葱末、姜粒各 15 克，盐、干淀粉各适量。

做法： ❶ 将鳕鱼洗净，切成厚片。❷ 鳕鱼片加盐、葱末、姜粒、蒜末拌匀。❸ 将鳕鱼两面铺上一层干淀粉，入油锅煎至两面金黄时盛出。❹ 蒜末、面包屑分别放入五成热的油锅中炸至酥香，捞起；锅内留油，放入蒜末、面包屑、盐炒匀，浇在鳕鱼上即可。

营养功效：蒜具有杀菌的作用，对于男性而言，多食用蒜，还能增加精子数量。

掌握食物酸碱性，宝宝性别也许能如你所愿

　　大自然中的各类食物为人们提供了源源不断的营养，是人类生存不可或缺的。你知道吗，食物也有酸性、碱性之分。有理论认为，食物的酸碱性跟胎宝宝的性别有一定关系。处于备孕期的夫妻，可以通过吃酸性食物或碱性食物来试一试，也许能如你所愿，怀上一个趁心如意的宝宝。

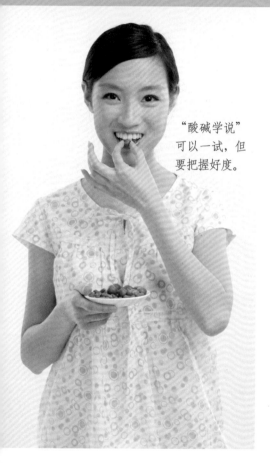

"酸碱学说"可以一试，但要把握好度。

食物酸碱性与生男生女的关系

　　一些夫妻对胎宝宝的性别比较在意，想尽各种办法让妻子怀上理想性别的宝宝。但是孕育是一个非常复杂的过程，很难人为地控制宝宝的性别。在尝试怀理想性别的宝宝时，备孕夫妻一定要以自身健康为重。下面讲述的知识仅为理论性结论，并不能保证实际效果。

　　日本的富泽博士根据多年来的研究，提出了"酸碱学说"，认为：如果备育男性的体质为酸性，备孕女性的体质为碱性，则容易生出男孩；反之，则容易生出女孩。而体质改变可以从饮食方面着手。

　　富泽博士经过调查研究后，发现 X 精子（决定生女孩）活力差但能抵抗较恶劣的环境（包括酸性），Y 精子（决定生男孩）活力强，但抵抗较恶劣的环境能力较差。

　　根据上述理论，有人提出通过饮食来调节、改变人体内部的酸碱度，创造适合 X 精子或 Y 精子生存的条件，以便达到控制性别的效果。

　　如果想要怀男孩，备孕女性平时要多吃碱性食物，备育男性可多摄取酸性食物；想要怀女孩，备孕女性要避免吃太多碱性食物，备育男性要避免吃太多酸性食物。但是，需要注意的是，这个理论不是绝对的，是在饮食搭配合理、营养均衡的基础上，稍加调节才可以的。备孕男女一定要注意把握好度，否则影响了身体健康就得不偿失了。

　　生男生女并不是什么生死攸关的原则性问题，所以备孕夫妻不要太把这件事放在心上，以平和的心态，从饮食方面稍微做一些调整，也许能实现你的愿望，也许不能，但无论是男孩还是女孩，都会成为你们的"心肝宝贝"。

怎样判断食物的酸碱性

　　橘子吃起来酸酸的，可它却是碱性食物。可见食物的酸碱性，并不是凭口感，而是食物经过消化吸收之后在体内吸收代谢后的结果。如果食物代谢所产生的酸磷根、硫酸根、氯离子等离子比较多，就容易在体内形成酸，而产生酸性反应。如果产生的钠离子、钾离子、镁离子、钙离子较多，就容易在体内产生较多的碱，形成碱性反应。这和食物中的矿物质含量有关。一般来说，含有硫、磷等矿物质较多的食物，是酸性食物；而含钾、钙、镁等矿物质较多的食物，为碱性食物。

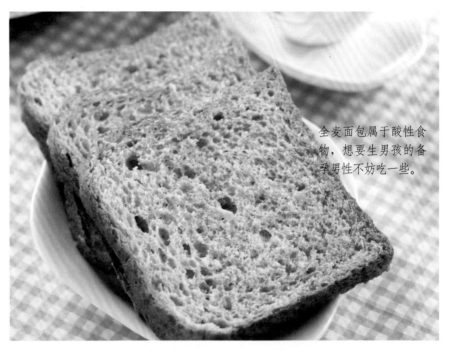

全麦面包属于酸性食物，想要生男孩的备孕男性不妨吃一些。

　　食物的酸碱程度可以经由实验测定。简单来说，就是将食物干燥烧成灰后，用酸碱滴定中和可得知。一般的五谷杂粮、豆类与蛋类、肉类等，所含的硫、磷都多过钾、钙、镁，所以被称为酸性食物；蔬菜水果的钾、钙、镁多过硫、磷，所以被称为碱性食物。牛奶含有丰富的磷，但是钙质更多，因此是碱性食物。

　　简单的归纳，动物性食品中，除牛奶外，多半是酸性食品；植物性食品中，除五谷、杂粮外，多半是碱性食品；而盐、油等，都是中性食品。但也有少数例外：如李子，因所含的有机酸人体不能代谢，因此会留在体内呈现酸性反应。

从什么时候开始注意调整饮食

　　根据食物酸碱理论，采用饮食控制生男生女，在准备怀孕前1个月，最少也要在排卵日前的14天，即月经来潮的第一天开始调理，以便在男女双方体内形成一定的酸碱环境。

　　想要打造酸性体质，饮食应以豆类（如红豆、黄豆、豆腐）、蛋、鱼、肉类（如牛肉、鸡肉、猪肉）及谷物等为主。

　　想要打造碱性体质，饮食应以牛奶、酸味水果（如西红柿、橘子、草莓、葡萄、苹果，加工过的水果除外）、青菜、莴苣、土豆、竹笋、海带等为主。

　　需要注意的是，不管是想怀男孩还是女孩，都不能只吃酸性食物或碱性食物，否则会影响身体健康，对孕育没有一点好处。

经验：正确补充叶酸才好"孕"

　　我跟老公结婚 3 年了，现在开始打算要宝宝了。之前我们一直避孕，没出现过意外，也没做过流产，我也没什么妇科疾病。上网查了备孕知识，知道要补充好多营养素，尤其是叶酸，所以我买了叶酸增补剂，在备孕时坚持每天服用。可是两个月过去了，我不但没怀上，还出现了胃口差、口腔溃疡的症状。后来通过问诊，我才知道是我把叶酸吃错了，吃得剂量过大，导致锌缺乏。后来通过一段时间的调整，我顺利怀上了宝宝。

我的备孕历程

积极从网上、书上查阅各种备孕知识
严格执行规律作息、按时进餐的计划
通过多种方法找到排卵期
遇到问题，去询问过来人，或者去医院找医生判断
查出问题，立即采取解决方法，不灰心、不丧气

✓ 观察分泌物　　✓ 测基础体温　　✓ 使用排卵试纸

成功经验关键点小结

- 了解备孕期的方方面面，从而科学规划夫妻二人的生活。从衣、食、住、行方面重新规划，改变一些坏习惯，如不穿或少穿高跟鞋，不化妆，不住新装修的房子，不吃生鱼、生肉等。

- 一旦遇到问题，及时找到科学的解决办法，不偏听、不偏信，这样才能避免自己走太多弯路。遇到问题时，多问问身边的人，再问问权威人士，如医生，这样才能做出科学的判断。

- 备孕充足，一旦遇到一些小问题，只要及早发现，尽早解决，就能顺利怀孕。因为前期的准备已经很充足，只要把错误的方法改正，一切就顺其自然了。

- 虽然叶酸对备孕女性及将来的胎宝宝非常重要，但也不能盲目补，一定要在医生的指导下服用叶酸片，不要盲目购买、盲目服用。如果得知自己叶酸补充过量，也不必过于担心，在医生指导下调节一段时间就可以恢复正常了。

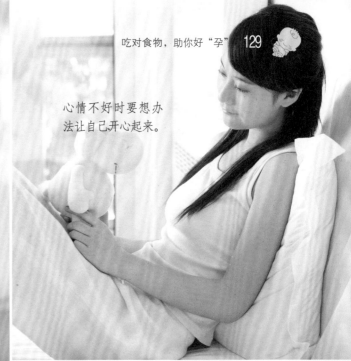

心情不好时要想办法让自己开心起来。

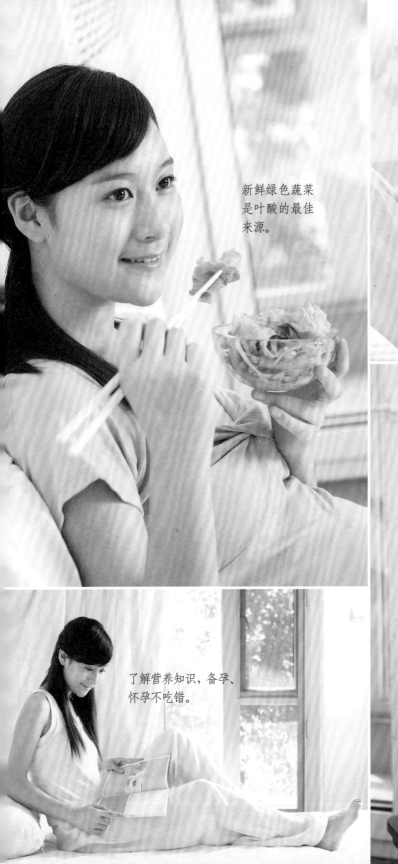

新鲜绿色蔬菜是叶酸的最佳来源。

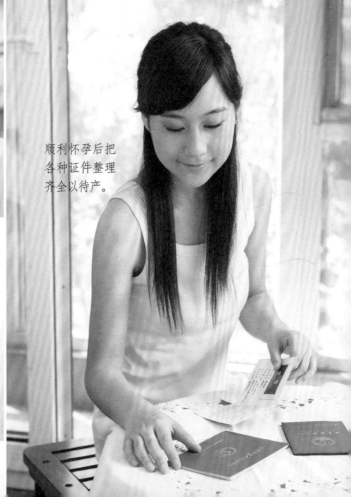

顺利怀孕后把各种证件整理齐全以待产。

了解营养知识，备孕、怀孕不吃错。

PART 6

二胎备孕

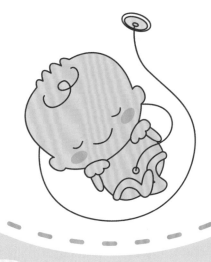

如今已经全面实施二胎政策：一对夫妇可生育两个孩子。因此，对于正在备孕或已经怀上二胎的妈妈来讲，尽管已经有了第一胎的经验，但也绝不可掉以轻心，马虎大意。从某种意义上来讲，你依然还是"新手"。

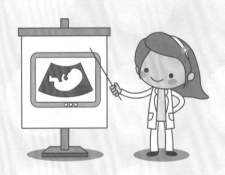

什么时候生二胎

当决定要二胎后，"什么时候生二胎"成了家庭讨论的重大问题。由于受工作、家庭及个人身体的影响，生二胎的计划不能草率实施，否则会影响备孕女性的健康，也会破坏家庭井然有序的生活。

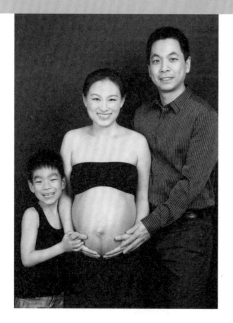

顺产后多久生二胎

一般顺产后 1 年生二胎比较好，这样也不影响身体的恢复。顺产对身体的伤害相对较小，如果没有侧切，子宫没有伤口，理论上是只要来了月经就可以怀孕了。但是从身体恢复来考虑，建议不要过快生二胎，因为身体和子宫都需要一个休息和恢复的过程，再加上头胎宝宝还需要人照顾，包括哺乳、日常护理等。

如果妈妈顺产后给头胎宝宝哺乳，那么最好要选择在宝宝断奶后才考虑怀孕，这样既利于身体更好地恢复，也有助于二胎宝宝更好地生长发育。

剖宫产后多久生二胎

第一胎是剖宫产的妈妈，即使在第一次剖宫产过程中没有伤及卵巢、输卵管等组织，一般也要避孕 2 年以上再考虑怀第二胎。

剖宫产后过早怀孕，会使得子宫瘢痕处拉力过大，有裂开的潜在危险，容易造成大出血。另外，剖宫产术后子宫瘢痕处的内膜局部常有缺损，受精卵在此着床时也不能进行充分的蜕膜化，或原本着床在正常的子宫内膜中，在发育过程中，滋养细胞扩张到蜕膜化不良的子宫内膜部位。

受精卵在剖宫产术后瘢痕局部子宫内膜缺陷处着床时，极易发生胎盘植入。所谓胎盘植入，就是胎盘生长到了子宫肌层，分娩后胎盘不能娩出，极易发生产后大出血，甚至导致切除子宫。如果受精卵着床在子宫下段，将来可能发展为前置胎盘，也可发生早中期妊娠的胎盘植入，因此，剖宫产妈妈最好术后 2 年再怀孕，不可过早怀孕。

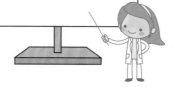

-多了解一点-
(1) 顺产建议 1 年后生二胎
(2) 剖宫产建议 2 年后生二胎

第一胎早产，多久可以怀二胎

早产后，子宫至少需要 3 个月的时间才能完全恢复，有些器官完全恢复可能还要更久一些，因此，最好 1 年后再怀第二胎。为了预防第二胎再次早产，一定要做好孕前检查，了解可能引起早产的原因，以便采取相应的措施。

考虑两个孩子之间的年龄差距

大宝和二宝相差几岁比较好？对于这个问题，没有标准的答案。年龄相差不大有好处，年龄相差较大也不是坏事，这全看父母的理解和需要。每对父母都可以根据自己的实际情况来计划。

两个孩子相差 1~2 岁

两个孩子相差不大，最大的好处就是可以一块儿玩耍，他们是彼此的玩伴，不会孤单。两个孩子在成长的过程中，会相互模仿，而不是大宝管理小宝。在这一过程中，如果是互相模仿好的行为，妈妈就会省心许多，可是很多情况下，坏习惯也会互相模仿，那可就令人头疼了。

不过两个小家伙也会经常为了争抢同一个玩具而争吵，所以在给孩子添置任何物品的时候，必须要准备两件一模一样的，好避免两个孩子争吵。

两个孩子相差 3 岁左右

两个孩子相差 3 岁左右是最常见的情况。这种情况下，妈妈的身体和精力都已经完全恢复，大宝的独立自理能力也大大提高，妈妈的精力可以更多地分配在其他地方，选择在这时候生二宝，相对来说是比较合适的。

而且大宝此时已上幼儿园，妈妈可以分出更多的精力照顾二宝。

两个孩子相差 6 岁左右

两个孩子年龄相差比较大，他们的能力和兴趣几乎没有任何交集，有时大宝还会觉得二宝是个"捣蛋鬼"，常常给自己带来麻烦。不过随着两人的感情日益加深，大宝会担负起做哥哥、姐姐的责任，开始逐渐成为妈妈的小帮手，照顾弟弟、妹妹。

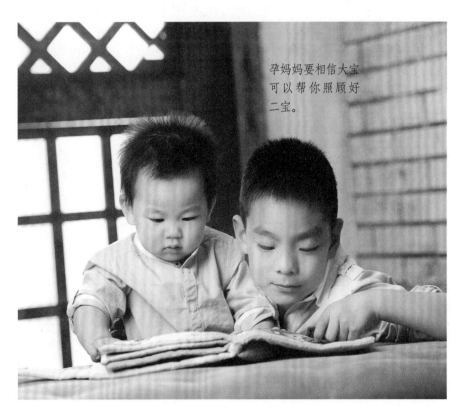

孕妈妈要相信大宝可以帮你照顾好二宝。

做好大宝的思想工作

准备要二胎的时候，爸爸妈妈也要特别询问一下大宝，毕竟他（她）也是家中的一分子，他的意见对二胎计划也有重要影响。那么爸妈如何搞定大宝的情绪？怎样让大宝乐于接受新宝宝的到来呢？

让大宝"释怀"再怀孕

排斥要弟弟妹妹的大宝一般都会认为，有了弟弟妹妹，爸爸妈妈就不再爱他了。父母想生二胎，孩子有排他情绪都是正常反应。现在的独生子女从小被"4+2"包围，习惯了以自我为中心，所以，父母首先要和孩子沟通，告诉他为什么要再生一个孩子，并让大宝明白，即使有了弟弟妹妹，对他的爱也不会减少。

和大宝分享妈妈的怀孕经历

怀孕后，妈妈会出现各种不适，身体也会发生变化，例如孕吐、肚子隆起等，把怀孕期间妈妈身体出现的任何变化都和大宝分享一下，告诉他这是弟弟妹妹已经到来的征兆。妈妈不妨告诉大宝：你也是这样在妈妈肚子里面长大的，而在妈妈肚子里面的弟弟或妹妹，已经想见你了，等再过几个月我们就可以见到他了。同时，让大宝观察妈妈的肚子变化，胎宝宝有胎动时，不妨让大宝俯在妈妈的肚子上，去感受一下新生命的力量。这都是很好的生命和爱的教育。

让大宝参与各项迎接新宝宝的准备

生二胎前最好要让大宝参与给未来的弟弟（妹妹）取名，并让大宝提供自己的想法，可以让大宝帮忙给二宝取个乳名。这是很尊重大宝的方式，而大宝也会因为即将成为哥哥（姐姐）而感到兴奋和充满期待。另外，在日常生活中，如果谈话涉及胎宝宝，最好别叫"宝宝"或想好的名字，而是把胎宝宝称呼为"（大宝的乳名）的小妹妹（小弟弟）"。

为新生儿准备物品时，可以把大宝穿的衣物整理出来，告诉他：这些以前都是你的，你现在穿太小了，能让给未来的弟弟（妹妹）穿吗？若大宝对某件小衣服舍不得，不妨让他保留着。当然，若爸爸妈妈能动员大宝"割爱"分享出自己最爱的一件玩具就更好了。若是大宝不愿意则不要勉强，避免大宝认为自己喜欢的东西被"抢"走，也防止混淆大宝刚建立的物主权。

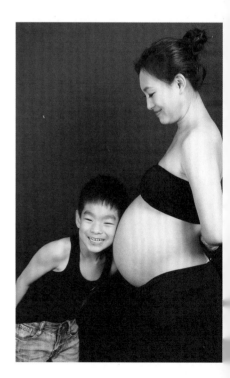

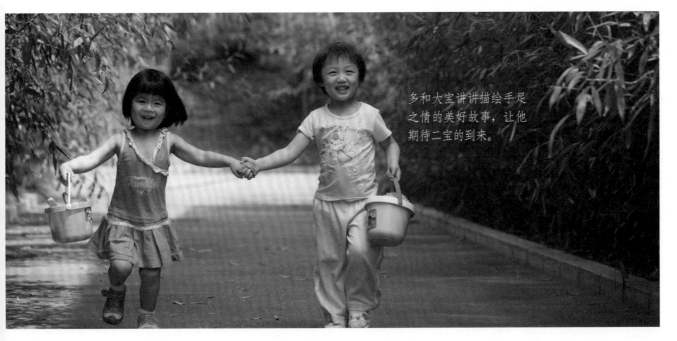

多和大宝讲讲描绘手足之情的美好故事,让他期待二宝的到来。

用父母的手足之情感染大宝

爸爸妈妈若有兄弟姐妹的话,不妨多和大宝讲兄弟姐妹间的故事,让他期待自己有弟弟妹妹的生活。例如妈妈和妈妈的弟弟小时候一起玩,玩了什么什么游戏,好开心!爸爸和爸爸的妹妹一起上学一起放学,回家后爸爸给妹妹准备好吃的饺子,妹妹吃得可香啦!这些小故事中不经意透露出来的手足之情,能让大宝认识到兄弟姐妹之间的爱和欢乐,期待自己也有弟弟(妹妹)。

营造欢迎弟弟(妹妹)的家庭氛围

想要生二胎,家人之间的工作也需要做好。爸爸妈妈应和家中长辈亲人传达生二胎的想法,并请求支持。若是有些亲人不赞同生二胎,则在生二胎前少让大宝接触这些亲人。因为生二胎需要一个良好的家庭氛围,若亲人不停地在大宝耳边说:"妈妈再生一个弟弟(妹妹),就不喜欢你了,不要你了!"这样的言语对大宝有莫大的刺激和引导,会导致大宝对弟弟(妹妹)产生排斥甚或敌对情绪,以后多半会争宠吃醋,不利于家庭团结和睦。

生二胎前,家长要给大宝灌输这样的观念:"马上就有一个弟弟(妹妹)了,你就变成强大的哥哥(姐姐)啦,可以保护他,不让别人欺负他!""别人家都没有弟弟(妹妹)啊,我们有一个呢,他会像个跟屁虫一样跟着你后面,骄傲地说我有哥哥(姐姐),哥哥(姐姐)最棒!""等有了弟弟(妹妹),你就不会觉得无聊啦,不用总想着去小朋友家玩啦,可以和弟弟(妹妹)一起玩……"这些言语的感染力很强,不仅能让大宝意识到拥有弟弟(妹妹)的好处,还能勾起他作为哥哥(姐姐)的保护欲。

自己做好准备

要二胎前爸爸妈妈要做好身体和心理上的准备，因为现在都晚婚晚育，所以要二胎的时候年龄会稍大一些，一定要注意身体的保健。除此之外，爸爸妈妈还要想到两个孩子的日常生活由谁来照顾等。

二胎孕前要治好这些病

经历过一次生产，再次怀孕及生产的过程中发生严重不良后果的风险会大大增加，如果你打算生二胎，一定要提前3个月到医院进行孕前检查。

贫血

怀孕前若发现贫血，要找出原因并进行针对性治疗。如果是缺铁造成的贫血，可以通过服用补铁剂或吃含铁丰富的食物来进行调养，在贫血基本被纠正后再怀孕。

高血压

如果你有高血压，应该在孕前遵医嘱进行治疗，等自觉症状基本消失，血压也控制在了允许怀孕的水平后，方可怀孕。

肾脏疾病

如果有严重的肾脏疾病，是不宜怀孕的。如果症状轻，并且肾功能正常，那么在经过合理治疗，把水肿、蛋白尿和高血压的情况控制好之后，可以怀孕。

其他疾病也会影响孕育，如心脏病、糖尿病、肝病等，必须经医生评估后再怀孕。

保护好卵巢

女性随着年龄的增长，卵巢的功能开始衰退，出现排卵障碍，不能正常排卵或排出质量不好的卵子，会影响受孕和生育。因此，在生活中要养成良好的习惯，让卵巢保持年轻化，更好地孕育二胎。

养成良好的睡眠习惯

晚上入睡前不要过度上网和谈论刺激神经兴奋的话题，最好是上床后听一首轻柔舒缓的音乐，有助于睡眠。不要熬夜，每天应定时入睡，最好每晚10:30上床睡觉，这样可以让体内的新陈代谢得到良好的运作，保持身体健康，降低卵巢衰老的速度。

养成良好的生活习惯

生活有规律、合理膳食、保持睡眠充足、做到劳逸结合等健康有规律的生活习惯，都能帮助保养卵巢。

养成良好的饮食习惯

保证营养全面、均衡，饮食要规律，按时吃三餐，尤其是早餐。睡前3小时除了适量饮水就不要再吃其他食物了。吃饭时要细嚼慢咽，保持八分饱，不暴饮暴食，不饥一顿饱一顿。

不要有过大的精神压力

长时间处于高度紧张的女性更容易衰老，肌肤容易暗淡无光，并且无精打采，也不利于卵巢的保养。因此，即使有再繁忙的工作，也要保持乐观的精神。

尽量少穿塑身内衣

塑身内衣的压迫，易导致卵巢发育受限，功能受损，使卵巢发生早衰现象。着装应该以宽松舒服为主，避免穿过紧的内衣。

保养卵巢吃这些最好

百合和茯苓

百合，常食有润肺清心调中之效，可止咳、止血、开胃、安神、宁心，有助于增强体质、抑制肿瘤细胞的生长。茯苓，可以利水渗湿、健脾和胃、宁心安神。百合和茯苓同食，可以保养卵巢，有效推迟女性衰老，双向调节雌激素水平，抑制卵巢囊肿的产生。

海带、紫菜

海带、紫菜等海藻类食物对卵巢有一定的保养作用。研究发现，肿瘤患者的血液多呈酸性，而海带、紫菜这类含碘、钙较高的食物能调节和平衡血液的酸碱度，同样可以调节雌激素平衡。

胡萝卜

胡萝卜可以为女性摄入维生素，每周平均吃 5 次胡萝卜的女性，患卵巢癌的可能性比普通女性低 50%。

黑豆

黑豆被誉为万豆之王，相比其他含植物雌激素的豆类，黑豆无疑含量是最高的。长期用黑豆打豆浆喝，可以安全补充植物性雌激素，对子宫和卵巢保养有很好的效果。

» 卵巢早衰的症状：
月经有变化
（生理期天数改变，经血量相对减少）
闭经
（有正常月经及生育史，而后突然出现闭经）
难孕不孕
（卵子功能下降，导致难孕或不孕）

五彩百合
鲜百合、西芹、胡萝卜、花生仁、木耳的搭配，呈现出缤纷的颜色，且口感清脆。

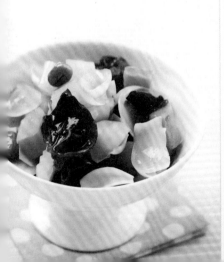

百合莲子红枣粥
百合粥有清热去火、滋阴养肺的功效，可以帮助女性保养卵巢，延迟衰老。

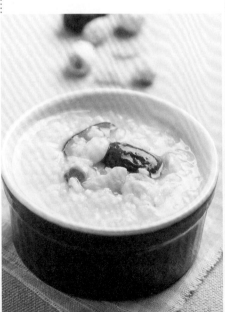

红枣黑豆鲫鱼汤
此汤能健脾益胃，通阳利水，而且对卵巢保养很有效果。

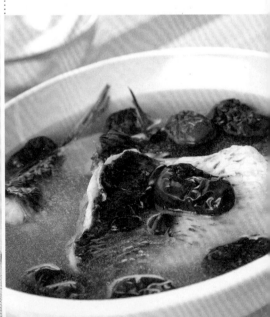

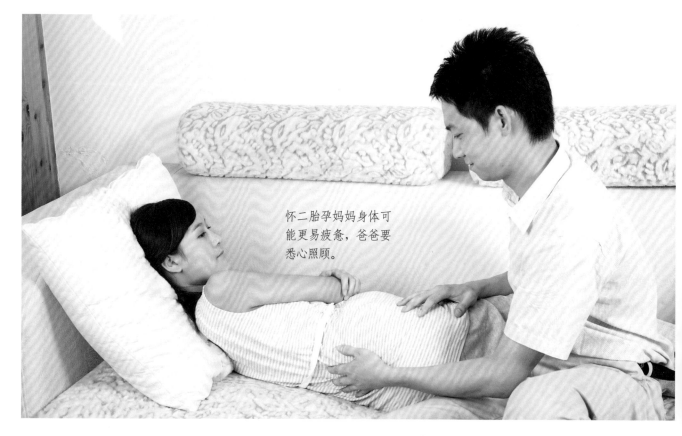

怀二胎孕妈妈身体可能更易疲惫，爸爸要悉心照顾。

面对养育两个宝宝的麻烦事

家有两个宝宝，应该会是什么样子呢？可能许多人会想象，两个宝宝应该是相亲相爱，其乐融融的。可是你知道吗？他们还会争吵、打架，会联起手来和爸爸妈妈作对，会把家里闹个天翻地覆。

所以爸爸妈妈要做好思想准备，练就坚强的神经、持久的耐心。当两个宝宝把家里弄得一团糟的时候，爸爸妈妈要保持淡定，不要情绪崩溃、怒气爆棚；当宝宝哭闹不停、问题不断时，妈妈要保持耐心，给宝宝时间去发泄情绪、解决问题；当宝宝缠着妈妈撒娇或者闷闷不乐时，妈妈要能体察宝宝的感受，帮助宝宝发现问题。

作出更大的牺牲

两个宝宝的妈妈几乎很难有自己的时间，即使有长辈帮忙，也会很忙碌，当然这段时间不会持续太久，大概在宝宝三四岁时就会有所改善。除了时间上不自由，形象上的改变也是一个问题。

妈妈在怀二宝前，身材可能已经恢复得很好，时不时地还去做美容、烫头发，改善形象。可是怀了二宝后，直到生完很久，妈妈的形象都很难再恢复到原来的样子。因此，备孕二胎的宝妈需要提前将这些问题考虑清楚。

做二宝爸，你准备好了吗

以最好的心态，做最坏的打算。爸爸肯定也听到过有两个宝宝的爸爸抱怨：养两个孩子真累、两个小家伙太闹……爸爸细细想一想，在这些抱怨背后，是不是也有些许甜蜜、幸福。

爸爸不妨把过来人提到过的"可怕前景"在心中备个案，做最坏的打算，并以最从容的心态去面对。比如经济、时间、精力方面的压力，比如两个人独处的时间可能比现在还少，比如加倍的辛苦可能会让妈妈的情绪变得更加不稳定，比如原本已经懂事的大宝也开始无理取闹……做好这些准备，爸爸在以后照顾家庭生活的时候才会更淡定。

相较只有一个宝宝时，爸爸需要更多地照顾宝宝，特别是大宝。撇开替妈妈分担照顾宝宝的重担，宝宝越大，本来就越需要爸爸登上舞台。对于3岁以上的宝宝来说，爸爸的吸引力正在与日俱增，他们发现与妈妈温暖怀抱不同的是，爸爸似乎更有趣、更会玩、更能像一个伙伴一样陪他们疯跑疯闹……如果二宝到来时，大宝正处于这个阶段，那么对大宝的陪伴就是给妈妈很好的支持了。

爸爸应做好沟通的桥梁。婆媳关系是困扰许多中国家庭的问题。对于有孩子的家庭来说，因为养育孩子而发生婆媳矛盾的情况更是十分常见。一旦婆媳双方针锋相对，整个家庭的和谐气氛都将荡然无存。其实解决这一问题的关键，在于家庭的男主人如何演绎好丈夫、父亲和儿子三种不同的角色。要同时做好这三种角色的确不容易，不过，如果爸爸能有一个积极的态度，主动和妻子及母亲沟通，并对她们表示关心，积极帮助她们分担家务和烦恼，就可以避免许多矛盾的产生，将整个家庭的气氛引向积极、和谐的方向。

备孕二胎，爸爸小心4个"拦路虎"

肥胖：保持适当的锻炼是男性预防肥胖的最佳方法

偏食：长期挑食、偏食，会影响到精子的数量和质量

烟酒：提前3个月或半年戒烟戒酒，才能把体内受烟酒影响的精子排出来

高温：爸爸应收起紧身牛仔裤，少骑自行车，少蒸桑拿

✕ 香烟　　✕ 紧身牛仔裤　　✕ 骑自行车

爸爸要杜绝各种可能影响到宝宝的因素。

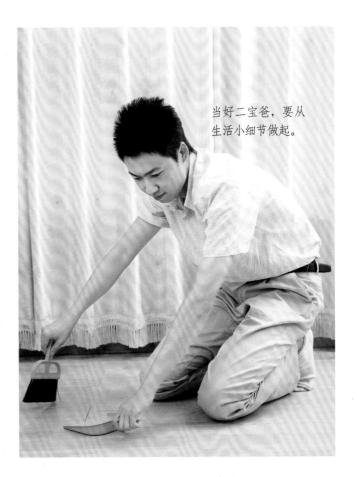

当好二宝爸，要从生活小细节做起。

>> · 大龄妈妈顺利怀二胎
>> · 成功经验分享

经验：积极备孕，大龄也好"孕"

大宝已经上五年级了，以前一直没有要二胎的打算，因为我们本身也不符合要二胎的标准。可是自从政策放开以后，老公就动了要二胎的心思，我是坚决不同意的，觉得再养一个孩子压力大，而且觉得自己年龄大了，不一定能怀上。后来老公还动员大宝和其他家人，一起说服我，经过长时间的思考，我答应了，并积极投入了备孕计划。

我的备孕历程

工作之余，每天留出休闲娱乐的时间，不为家庭琐事困扰。

不随意吃药，不小心感冒时，能扛就扛过去，不能扛就吃一些不影响备孕的药物。

夫妻二人先去做孕前检查，因为年龄越大，身体状态可能会越差，问题也就越多。

咨询医生，如何保养卵巢，并贯彻执行。

控制用电脑的时间，减少网上购物的次数，多吃一些抗辐射的食物。

✕ 随意吃药　　✓ 咨询医生　　✕ 长时间用电脑

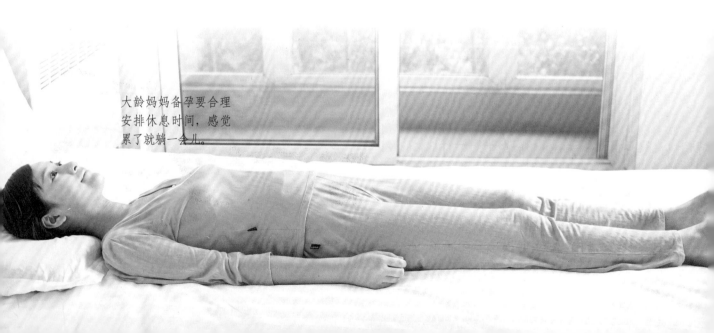

大龄妈妈备孕要合理安排休息时间，感觉累了就躺一会儿。

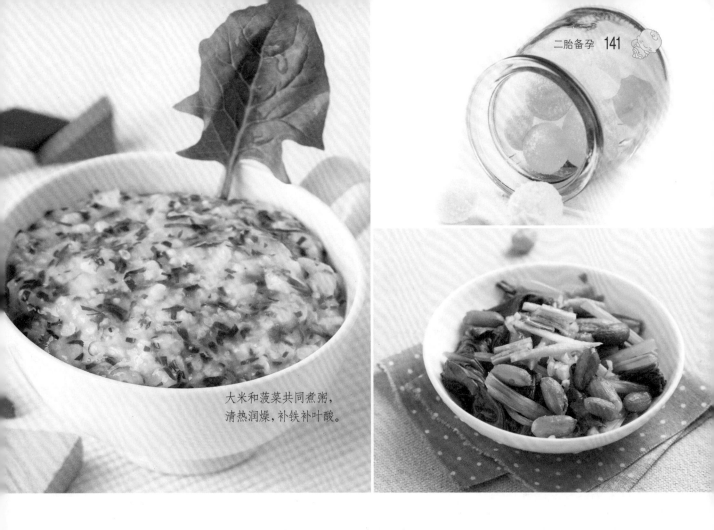

大米和菠菜共同煮粥，
清热润燥，补铁补叶酸。

成功经验关键点小结

• 消除心理压力。我是抱着怀上就要，怀不上也无所谓的心态备孕的，这一点我和老公早就讲明白了，所以老公也非常识趣，而且他还把这个想法告诉了家人，让家人给我更轻松的备孕环境。

• 决定要宝宝后就不再拖延。因为年龄越来越大，所以我们不敢拖延，一旦决定要二胎，就开始补叶酸，规划备孕期的生活，这一点也是促使我们顺利怀上二胎的重要条件。

• 控制体重。30岁以后，体重一直在缓缓上升，明显感觉自己屁股大了，腰也粗了。为了将体重控制在合理范围，我除了运动外，还会特意控制少吃甜食，少喝甜饮料，而且晚上减少主食量，有时不吃主食，以喝粥吃菜为主。

• 注意经期饮食。月经期间，经血会带走身体中大量铁元素，而铁能为卵子提供充足养分。因此月经期间我会适当多吃些菠菜、动物肝脏等高铁食品，让卵子更健康。

PART 7

谢天谢地，你来啦

经过长时间的准备，小夫妻终于怀上了属于自己的宝宝，或许之前克服了许多难题，也或许只是顺其自然怀上宝宝，不管怎样，宝宝都已经充满生机地住进了妈妈的肚子里。此后将是一段幸福旅程，请孕妈妈和准爸爸一起为小宝宝保驾护航吧！只要照顾周到，小宝宝一定会健康成长。期待十个月后的见面吧！

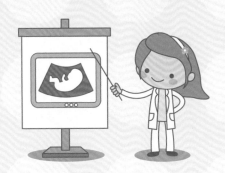

验孕那些事

怀孕初期,因为身体征兆还不是十分明显,所以有些人往往疏忽大意,以致造成流产。其实怀孕初期,身体会有一些细微的反应,只要了解这些,就可避免不良后果的产生。同时,多掌握一些验孕的方法也是十分有必要的。

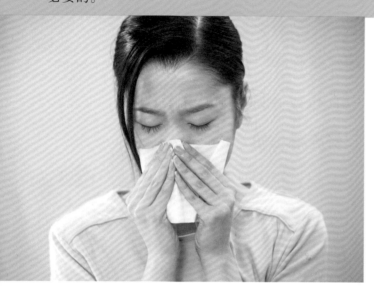

怀孕的第一个信号——停经

怀孕的第一个信号是月经停止来潮。有性生活的女性,平时月经规律,一旦月经过期 10~15 天没有来潮,就有可能是怀孕。所以有性生活的女性都应该记住自己的月经日期,可用日历做记号。

停经是怀孕后最早,也是最重要的症状,但不是特有的症状。其他原因也可引起停经,如经期不规律的女性,推迟来月经也是常有的事;由于疾病、疲劳、精神刺激、环境变化等因素,也可能发生月经迟来的现象。

不过,当该来月经时,月经未来,但是有少量浅褐色的血流出,这是子宫在少量出血,是怀孕初期可能出现的一种现象。

有极少数女性,虽然已经怀孕,但是在该来月经的时候,仍然行经一两次,不过来的经血比平常要少,日期也短些,这在中医上称为"漏经"。

和感冒症状类似的怀孕征兆

有些孕妈妈疏忽大意,不知道自己已经怀孕了。由于孕激素带来的变化,使身体出现疑似"感冒"的症状,于是在不知情的情况下误吃药物。

妇科医生指出,孕早期的反应和感冒相比有差别,可以区分出来。首先,怀孕后第一症状是停经,而感冒通常都不会影响月经的来潮。

其次,还可以通过测试体温来加以区别。怀孕后身体温度会有所升高,一般基础体温保持在36.1~36.4℃之间,排卵期体温会升高 0.5℃。只有当体温达到 37.5℃以上时,才说明可能是感冒引起发热了。除此之外,如果是感冒,还会出现流鼻涕、关节疼痛等病毒感染的症状。

怀孕初期的其他征兆

恶心、呕吐

恶心、呕吐是大多数孕妈妈都会有的经历，这种感觉可别让你误以为生病了而吃药。孕早期的恶心、呕吐，可能会发生在一天中的任何时间。恶心主要是由于人绒毛膜促性腺激素 (HCG) 的升高、黄体酮增加引起胃肠蠕动减少、胃酸分泌减少而引起消化不良。

困倦

好像总是睡不醒的样子，做什么事都没有精力。因为，此时体内的变化正在消耗你身体的能量。

口渴

口渴是你身体的正常信号，表示你和胎宝宝需要更多的水分。一天水分的摄取量约 8 大杯为宜(1 杯约 250 毫升)。饮料首选水和鲜榨果蔬汁。

乳房变化

乳房发胀，好像变大了，有点刺痛的感觉，乳头颜色也会变深，出现小结块。这是随着受精卵的着床，体内激素发生改变，乳房也做出相应反应，为以后的哺乳做好准备。

腹胀

下腹总是胀胀的，有点难受。

尿频

孕早期，会因为增大的子宫压迫膀胱而变得尿频(孕晚期尿频是因为膀胱受到胎宝宝挤压)。

偏爱某种食物

从前你可能没有对某种食物有偏好，现在全都有了，比如特别爱吃鱼、喝橙汁。

厌恶某种气味

酒精或烟味让你想吐，这其实是胎宝宝的自动保护机制在起作用。

盆腔不适

可能从下腹到盆腔都感到不舒服，但如果你只是一侧剧烈疼痛，需在产检时请医生仔细检查，排除宫外孕、卵巢囊肿或阑尾炎等情况。

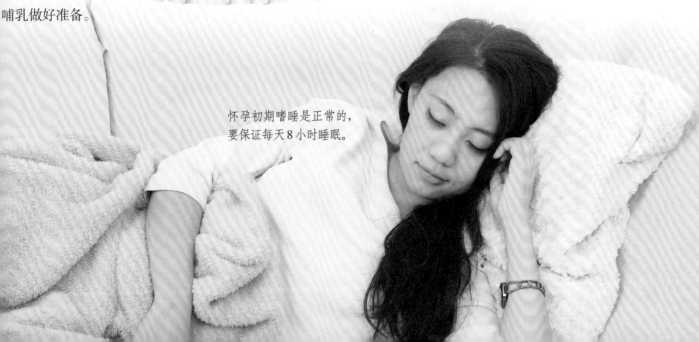

怀孕初期嗜睡是正常的，要保证每天 8 小时睡眠。

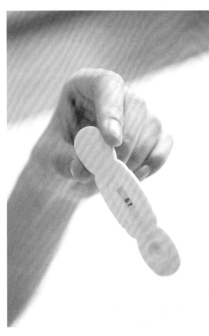

怀孕后基础体温有变化

女性怀孕后，黄体生成激素（LH）升高，刺激了体温中枢，常使体温比平时高 0.5℃ 左右。如果体温升高的状况持续 21 天以上，而且无其他异常反应，月经也不来潮，一般可以认定是怀孕的表现。

宫颈黏液验孕

女性怀孕后，卵巢的"月经黄体"不但不会萎缩，反而进一步发育为"妊娠黄体"，分泌大量孕激素。医生通过医疗器械可观察到，黏液涂片有许多排列成行的椭圆体，这就是怀孕的特征。

妇科检查验孕

一旦受孕，女性的生殖系统，尤其是子宫的变化非常明显。受孕几天后，经医生检查，可发现阴道壁和子宫颈充血，变软，呈紫蓝色；子宫颈和子宫体交界处软化明显，以致两者好像脱离开来一样，子宫变软、增大、前后颈增宽而变为球形，这是怀孕最可靠的证据。

B 超检查验孕

B 超检查是验孕最准确、可靠的方法。最早在妊娠第 5 周时，也就是月经过期一周的时候，通过 B 超检测，在显示屏幕上，可以看到子宫内有圆形的光环，又称妊娠环，环内的暗区为羊水，其中还可见有节律的胎心搏动。但是如果没有异常情况出现，一般在孕早期不建议使用 B 超检查。

尿检法验孕

去医院做尿检，这是专业的检验医生常做的试验，方法同验孕试纸（见本页）。只是如果化验太早，结果可能还是阴性的，再过几天做一次可能就是阳性的了。此方法在受精后 7~10 天进行，准确率几乎是 100%。

早孕试纸测试验孕

去医院验孕前，也可在家用早孕试纸测试一下，方法如下：

1. 打开锡纸密封的包装，用手持住纸条的上端，不要用手触摸试纸条实验区。

2. 取一杯尿液（有的试纸包装内附有专用尿杯），最好是晨尿。

3. 将试纸带有箭头标志的一端浸入尿杯（尿样不允许超过 MAX 线），约 3 秒钟后取出平放。

4. 在反映区内出现一条红线为"阴性"，出现平行的两条红线为"阳性"。尿 HCG "阳性"多表示已经怀孕。10 分钟之后仍为一条红线时才能判定为"阴性"。

验孕棒测试验孕

1. 将包装铝箔膜袋沿缺口处撕开，取出验孕棒。

2. 如果有的话，戴上盒内所附的一次性塑料薄膜手套，紧捏住验孕棒手柄一端。

3. 用吸管吸几滴尿液，最好是晨尿，挤到验孕棒的吸尿孔。

4. 观察窗中的 C、T 位置，如果同时出现两条紫红色线，表明怀孕。如果出现一深一浅两条线，对照线 C 的颜色较深，测试线 T 的颜色较浅，表示有怀孕的可能。观察窗中只出现一条线，表明未怀孕。

验孕出现误差的原因

1. 验孕试剂可能失效：已怀孕，但验出来显示没有怀孕，即验孕试剂不够敏感。可能是因为验孕试剂过期、药剂已失效或质量有问题。

2. 验孕试剂太灵敏：未怀孕，但验出来显示有怀孕，为验孕试剂太灵敏。因为怀孕时体内的 HCG 会升高，尿液中也有体现，各种验孕试剂都是在测试体内的 HCG。但 HCG 存在于每一个人体内（包括男性），只是量较少。有些试剂因为太敏感，即使量少也可能呈阳性反应，而让使用者误以为怀孕。

3. 检验时间不正确：太早验与太晚验，都可能使检验结果不正确。有些备孕女性在行房后两三天就检验，往往验不出正确的结果。有些备孕女性则在怀孕一段时间后才验，同样也可能得不到正确的结果。因为 HCG 值会随着怀孕周数增加而增加，例如孕 10 周后，数值即可能达到 10 万国际单位 / 升以上，而一般的验孕试剂在超过一定的数值后就验不出来了。应在月经推迟 10~14 天验孕。

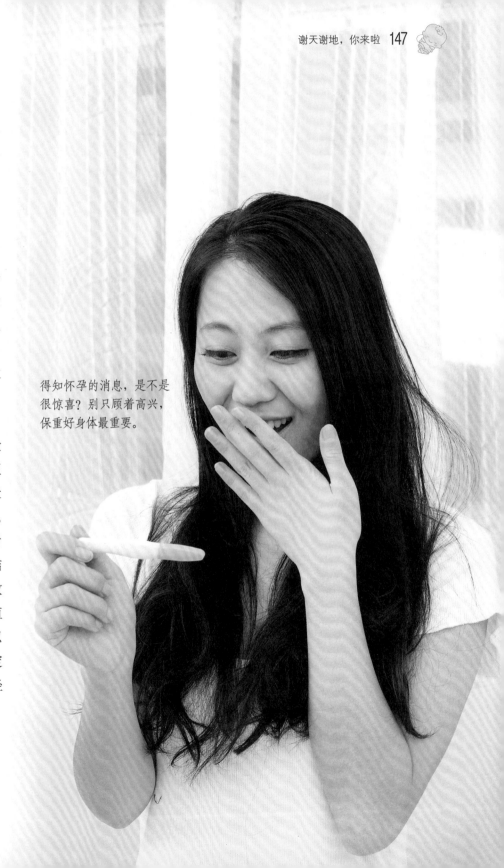

得知怀孕的消息，是不是很惊喜？别只顾着高兴，保重好身体最重要。

孕早期，害喜也是一种甜蜜

孕期 280 天，是从末次月经的第一天开始算起的。从这一天往后的 12 周，即孕 1~12 周称为孕早期。孕早期是胚胎发育的关键时期，也是致畸的敏感期，要特别注意避免病毒感染，避免有毒有害环境因素的影响。此时不仅胎宝宝比较脆弱，孕妈妈也很难熬，因为孕早期往往是反应最大的时期。

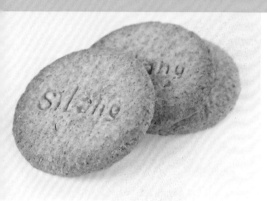

孕吐，好难受

有关孕吐反应产生的原因有各种各样的说法。有的认为与 HCG 的作用有关，也有人认为与自主神经功能失调有关，甚至还有人认为孕吐是胎盘产生的毒素或精神方面的原因引起等。但不管怎样，孕早期的女性几乎都会遭遇孕吐，那如何进行缓解呢？

少食多餐。选择清淡可口和易消化的食品，如烤面包、饼干、大米或小米稀饭及营养汤粥。水分少的食品能减轻恶心、呕吐症状，稀饭能补充因恶心、呕吐失去的水分。

为了克服晨吐症状，早晨你可以在床边准备一杯水、一片面包或一小块水果，它们会帮孕妈妈抑制强烈的恶心。

有时会由于唾液积存使恶心加重，喝点柠檬汁可缓解。

如果刷牙的时候恶心加重，换一个牌子的牙膏试试。

恶心时喝一些姜汁或含一片姜片可能会管用。

身心放松很重要。妊娠反应是生理反应，多数孕妈妈一两个月就会过去，因此要以"向前看"的心情度过这一阶段。

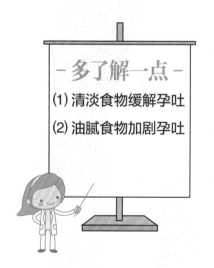

- 多了解一点 -

(1) 清淡食物缓解孕吐

(2) 油腻食物加剧孕吐

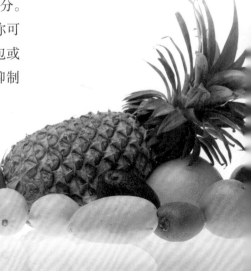

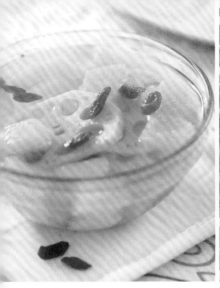

冰糖藕片
莲藕、枸杞子、冰糖、菠萝做成的酸酸甜甜的菜，可以缓解孕吐。

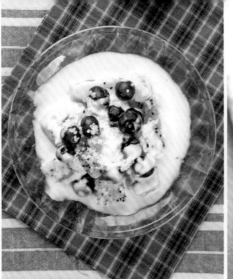

水果沙拉
把自己喜欢的水果切成块，用酸奶当沙拉拌一拌，爽口又开胃。

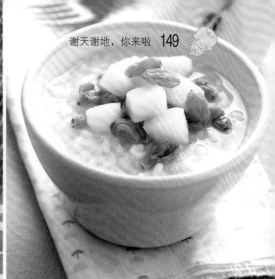

苹果葡萄干粥
熬粥时加一些酸酸甜甜的水果，好吃又可口。

不可自行用药止吐

在这个阶段，由于恶心、呕吐等反应，孕妈妈可能会出现体重减轻的状况，但因为胎宝宝在初期所需要的营养有限，所以孕妈妈只要减轻的体重未超过怀孕前体重的5%，就不需要太过担心。

但如果妊娠呕吐过于厉害，严重影响孕妈妈的营养摄入，导致体重严重下降、抵抗力降低，就会影响胎宝宝的生长需求，此时就要及时去医院，与产科医生进行沟通，由医生根据症状来决定是否需要服用止吐药物。但孕妈妈绝对不可自行服用止吐药。

孕吐吃酸有讲究

很多孕吐的妈妈都爱吃酸酸的食物，但是吃酸也有讲究。人工腌制的酸菜、醋制品虽然有一定的酸味，但维生素、蛋白质等多种营养素几乎丧失殆尽，而且腌菜中的致癌物质亚硝酸盐含量较高，过多食用显然对孕妈妈、胎宝宝的健康无益。

所以，喜吃酸食的孕妈妈，最好选择既有酸味又营养丰富的食物。

» 孕期宜吃的酸味食物：

西红柿（夏天宜生食）

樱桃（每天吃 200 克）

杨梅（用盐水泡净再吃）

柑橘（每天最多吃 2 个）

酸枣（吃太多对胃不好）

葡萄（血糖偏高不宜吃）

青苹果（秋天时吃最佳）

孕吐会不会导致胎宝宝营养不良

有的孕妈妈担心孕吐或者食欲不佳会影响自己对营养的摄入，从而影响胎宝宝的生长发育，其实这个问题不存在，孕妈妈不必为此过分忧虑。

胎宝宝其实是很聪明的，他不管妈妈的身体营养是否充足，总是先行汲取自己需要的那一份，除非孕妈妈体内已经没有可吸收的营养，那么胎宝宝就真的会缺乏营养。当然，如果孕妈妈体内营养缺乏已到了如此程度，大都会有自觉症状。所以只要没有不适感，胎宝宝的生长发育就不会受影响。

重视先兆流产

流产是指妊娠 28 周内，由于某种原因而发生妊娠终止的现象。流产最主要的信号就是阴道出血和腹痛（主要是因为子宫收缩而引起腹痛）。如果孕妈妈发现自己阴道有少量流血，下腹有轻微疼痛或者感觉腰酸下坠，这可能就是流产的前兆。

这时孕妈妈也不必太过紧张，最好的方法就是卧床休息，如果情况没有改善，反而严重，则需要及时就医。为了预防流产的发生，日常生活中孕妈妈可以从以下方面着手：

生活有规律

起居以平和为上，如早晨多呼吸新鲜空气，适当地活动，每日保证 8 小时睡眠，条件允许可午睡。既不要过于贪睡，也不可太劳累。养成每日定时大便的习惯，保证大便通畅，但应避免用泻药。

保持心情舒畅

妊娠期精神要舒畅，避免各种刺激，采用多种方法消除紧张、烦闷、恐惧心理，以调和情志。

选择合适的饮食

选食富含各种维生素及微量元素的食品，如各种蔬菜、水果、豆类、蛋类、肉类等。而可能引起流产的薏米、山楂、螃蟹、甲鱼尽量不吃。

注意个人卫生

多换衣，勤洗澡，但不宜盆浴、游泳。特别要注意阴部清洁，防止病菌感染。衣着应宽大，腰带不宜束紧。平时应穿平底鞋。

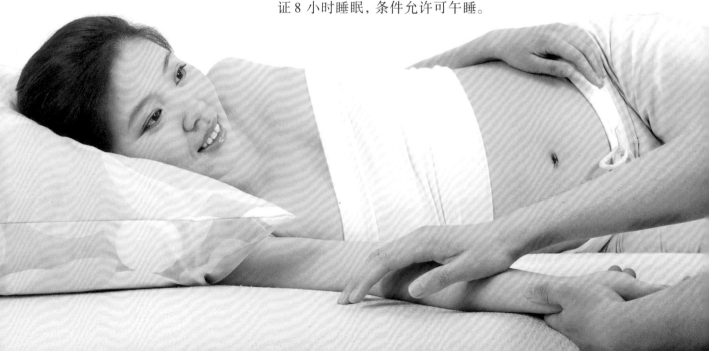

自然面对嗜睡、忘事

孕早期，孕妈妈易疲倦、嗜睡，此时没必要硬撑，想睡就睡吧。孕妈妈可以选择在状态好的时间段把当天比较重要的工作完成，并把自己怀孕这个情况告诉领导及同事，获得他们的体谅。这种劳逸结合的工作方式，对胎宝宝和孕妈妈的身体有好处。

怀孕后孕妈妈会发现自己记忆力不如从前，请放轻松，这也是孕期的表现之一。孕妈妈可以利用小笔记簿来做备忘，或者关照同事提醒自己。

自然地面对嗜睡、忘事，体会怀孕带给自己的一切变化，享受属于孕妈妈的独特幸福吧。

误服药物怎么办

有些孕妈妈，在不知道自己怀孕的情况下，误服了一些药物，因此而焦虑不安，担心对胎宝宝产生影响。其实，怀孕期间的用药安全，除了考虑药物安全性分级之外，也要注意服用药物的时间点。

安全期

孕 3 周（停经 3 周）以内。此时服药不必为生出畸形儿担忧。若无任何流产征象，一般表示药物未对胚胎造成影响，可以继续妊娠。

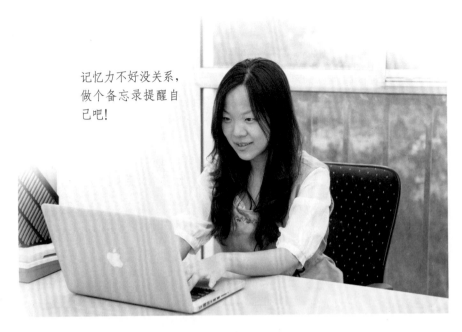

记忆力不好没关系，做个备忘录提醒自己吧！

高度敏感期

孕 3~8 周内。此时胚胎对于药物的影响最为敏感，致畸药物可产生致畸作用，但不一定引起自然流产。此时应根据药物毒副作用的大小及有关症状加以判断，若出现与此有关的阴道出血，不宜盲目保胎。

中度敏感期

孕 8~20 周。此时胎宝宝对于药物的毒副作用较为敏感，但多数不引起自然流产，致畸程度也难以预测。此时是否中止妊娠应根据药物的毒副作用大小等因素全面考虑，权衡利弊后再做决定。

低度敏感期

孕 20 周以上。胎宝宝各脏器基本已发育，对药物敏感性降低，用药后一般不会出现明显畸形，但可出现程度不一的发育异常或局限性损害。

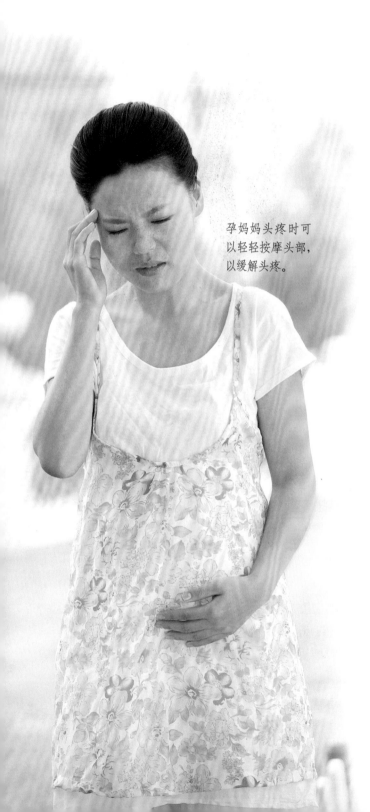

孕妈妈头疼时可以轻轻按摩头部，以缓解头疼。

感冒了，没什么大不了

感冒了，没什么大不了，孕妈妈一定要从思想上轻视它，但是从行动上却要重视它，给自己和胎宝宝最大的关怀和保护。

感冒的危害

感冒多数是由普通感冒病毒引起，部分由流感病毒引起。高热时产生的毒素可通过胎盘进入胎宝宝体内，影响胎宝宝脑细胞发育，尤其是在怀孕早期危害更大。

孕期感冒巧应对

轻度感冒仅有鼻塞，轻微头痛者一般不需用药，应多饮开水，充分休息，一般很快自愈。

如果有高热症状，应在医生指导下采取相应措施对症处理，切不可盲目使用退热剂之类的药物。

预防最重要

注意保暖，防止季节性感冒。秋冬季节气温低，温差大，孕妈妈要注意保暖，特别是足部的保暖十分重要。

勤洗手，防止病从口入。孕妈妈要勤洗手，尤其是在碰触了钱、门把手、水龙头等之后。

少去人群密集的公共场所，防止被传染。外出时尽量戴上纯棉或棉纱材质的口罩。

保持适宜的室内温度、湿度。居室要经常开窗通气。一般来说，适宜的室内温度为 17~23℃，湿度为 40%~60%。如果屋内空气干燥，孕妈妈可以用加湿器；住在潮湿之处的孕妈妈，要利用除湿机去除空气中的湿气。

脸上长痘慎用祛痘药膏

怀孕是女性的特殊生理阶段，这时的女性常常会因为身体状况的变化而变得敏感，身体抵抗力下降，皮肤易出现各种状况。怀孕后受激素的影响，孕妈妈皮肤的皮脂腺分泌量会增加，有些孕妈妈脸上就会长痘痘，但是不可随意涂抹祛痘药膏，因为再好的祛痘霜也不可能与"毒"隔绝，怀孕时应尽量避免使用，以免影响胎宝宝神经系统的生长发育。

对美白祛斑化妆品说"NO"

皮肤增白及祛斑类化妆品中因为含有无机汞盐和氢醌等有毒的化学药品，经常接触会导致染色体畸变率升高，还可能导致 DNA 分子损伤。这些有毒物质还可经母体胎盘传递给胎宝宝，使细胞生长和胚胎发育速度减慢，导致胚胎异常。孕妈妈在孕期应尽量选用不含香料、不含酒精、无添加剂或少添加剂的优质护肤产品。

不要穿细高跟鞋了

许多女性喜欢穿高跟鞋，长期穿高跟鞋容易产生腰痛、脚痛等不适症状，而且可能会改变骨盆的形状，对胎宝宝有影响。当穿高跟鞋走路、站立时，腹部需要用力，怀孕初期胚胎着床还不稳，很容易造成意外。

孕期洗澡有讲究

怀孕期间，生殖系统会发生改变，子宫颈口微张，阴道内分泌物减少，孕妈妈自我免疫能力降低。孕妈妈采取坐浴方式，水中的细菌、病毒易进入阴道，会增加孕妈妈泌尿系统感染的机会，所以不宜坐浴。

浴室内环境闭塞，温度高、湿度大、氧气供应相对不足，而热水刺激会引起全身体表毛细血管扩张，这样血液流入体表较多，使孕妈妈脑部的供血不足，孕妈妈会觉得喘不过气来，严重者还会出现头晕、乏力、眼花、胸闷等症状。

孕妈妈洗澡时间过长会加重上述症状，而且还会给胎儿发育造成影响。孕妈妈身体供血不足，将直接影响子宫内供氧状态，有可能会造成胎儿神经系统发育不良。所以孕妈妈洗澡时间最好控制在半小时内。

居住环境要通风、不潮湿

屋子或附近环境如果太潮湿对孕妈妈和胎宝宝都不好，因为环境过于潮湿，容易滋生细菌病毒，增加患病概率。另外，现在有不少公共场所采用完全密闭式的窗户，比如机场候机厅、图书馆、阅览室等，这使室内容易积聚人群呼出的废气，新鲜空气却没法流进来，孕妈妈最好避免去这样的场所。如果孕妈妈的工作单位是中央空调，最好工作一两个小时就到户外透透气，呼吸一下新鲜空气。

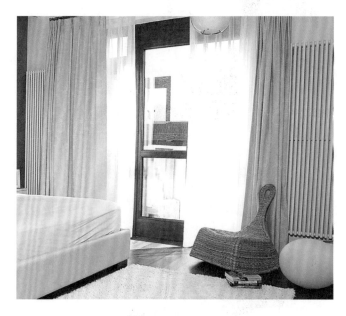

孕早期避免性生活

准爸爸要节制自己的性欲，一旦发现妻子怀孕后，应在孕12周内避免性生活，以免造成妻子流产。因为此时胚胎正处于发育阶段，特别是胎盘和母体宫壁的连接不紧密，如果进行性生活，易造成流产。即使性生活十分小心，由于孕妈妈盆腔充血，子宫收缩，也可能造成流产。孕妈妈和准爸爸为了胎宝宝的健康，暂时停止性生活吧。一般到孕中期，胚胎稳固后，可进行适当的性生活。

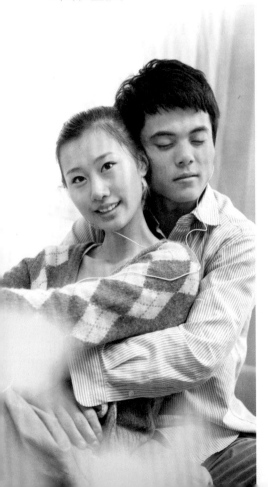

用清水清洗私处

很多孕妈妈会在孕早期发现阴道分泌物增加了，这是体内孕激素持续旺盛分泌导致的，是正常现象，孕妈妈不必惊慌。随着糖原的增加和多种激素的影响，孕妈妈可能还会出现外阴瘙痒及灼热症状，此时使用清水清洗外阴，可缓解症状。孕妈妈需要注意，激素和糖原的影响会使孕妈妈患上各种阴道炎，所以除非是遵医嘱，孕妈妈最好不要用含药物成分的洗液清洗外阴和阴道。

预产期是哪天

一旦确诊已怀孕，孕妈妈的下一个问题肯定是："我的宝宝什么时候出生？"宝宝的预产期是什么时候？这个问题很简单，可以用公式推算，也可以查预产期表格。公式推算的预产期可能与表格中的略有出入，因为并不是每个月都是30天。

预产期推算方法

预产期月份：末次月经月份–3（或+9）。如果末次月经是在3月份以后，那么就在这个月份上-3（相当于第2年的月份）；如果最后一次月经是在3月份之前，那么就在这个月份上+9（相当于当年的月份）。

预产期日期：末次月经日期+7，如果得数大于30，那么将它-30后，得到的数就是预产期的日期，同时预产期月份应+1。

预产期表格

预产期是从末次月经开始的第1天算起，共280天（40周）。这个日期是否准确，要看你的月经周期是否遵守28天一个周期的规律。如果月经周期较短或较长，那么你分娩的日期就可能提前或者推后。

推算出的预产期，只是一个参考数据，事实证明只有小部分的宝宝在这一天出生，大部分的宝宝都是在预产期的前2周或后2周出生。

下面给出一个预产期表格（见下页），可以很方便地协助孕妈妈推算预产期。首先，在下页的表中找出你末次月经的第1天，先按左边的月份找出末次月经的月份，然后再沿着横列找出你末次月经第一天的日期，再看它下面的数字，就是估算出的胎宝宝的出生日期。

预产期表（第一行为末次月经的月份和日期，第二行为预产期的月份和日期。）

例如：如果末次月经第1天为2月21日，胎宝宝预产期则是11月28日。

1月	1	2	3	4	5	6	7	8	9	10	11	12	13	14	15	16	17	18	19	20	21	22	23	24	25	26	27	28	29	30	31
10月	8	9	10	11	12	13	14	15	16	17	18	19	20	21	22	23	24	25	26	27	28	29	30	31	1	2	3	4	5	6	7

2月	1	2	3	4	5	6	7	8	9	10	11	12	13	14	15	16	17	18	19	20	21	22	23	24	25	26	27	28
11月	8	9	10	11	12	13	14	15	16	17	18	19	20	21	22	23	24	25	26	27	28	29	30	1	2	3	4	5

3月	1	2	3	4	5	6	7	8	9	10	11	12	13	14	15	16	17	18	19	20	21	22	23	24	25	26	27	28	29	30	31
12月	6	7	8	9	10	11	12	13	14	15	16	17	18	19	20	21	22	23	24	25	26	27	28	29	30	31	1	2	3	4	5

4月	1	2	3	4	5	6	7	8	9	10	11	12	13	14	15	16	17	18	19	20	21	22	23	24	25	26	27	28	29	30
1月	6	7	8	9	10	11	12	13	14	15	16	17	18	19	20	21	22	23	24	25	26	27	28	29	30	31	1	2	3	4

5月	1	2	3	4	5	6	7	8	9	10	11	12	13	14	15	16	17	18	19	20	21	22	23	24	25	26	27	28	29	30	31
2月	5	6	7	8	9	10	11	12	13	14	15	16	17	18	19	20	21	22	23	24	25	26	27	28	1	2	3	4	5	6	7

6月	1	2	3	4	5	6	7	8	9	10	11	12	13	14	15	16	17	18	19	20	21	22	23	24	25	26	27	28	29	30
3月	8	9	10	11	12	13	14	15	16	17	18	19	20	21	22	23	24	25	26	27	28	29	30	31	1	2	3	4	5	6

7月	1	2	3	4	5	6	7	8	9	10	11	12	13	14	15	16	17	18	19	20	21	22	23	24	25	26	27	28	29	30	31
4月	7	8	9	10	11	12	13	14	15	16	17	18	19	20	21	22	23	24	25	26	27	28	29	30	1	2	3	4	5	6	7

8月	1	2	3	4	5	6	7	8	9	10	11	12	13	14	15	16	17	18	19	20	21	22	23	24	25	26	27	28	29	30	31
5月	8	9	10	11	12	13	14	15	16	17	18	19	20	21	22	23	24	25	26	27	28	29	30	31	1	2	3	4	5	6	7

9月	1	2	3	4	5	6	7	8	9	10	11	12	13	14	15	16	17	18	19	20	21	22	23	24	25	26	27	28	29	30
6月	8	9	10	11	12	13	14	15	16	17	18	19	20	21	22	23	24	25	26	27	28	29	30	1	2	3	4	5	6	7

10月	1	2	3	4	5	6	7	8	9	10	11	12	13	14	15	16	17	18	19	20	21	22	23	24	25	26	27	28	29	30	31
7月	8	9	10	11	12	13	14	15	16	17	18	19	20	21	22	23	24	25	26	27	28	29	30	31	1	2	3	4	5	6	7

11月	1	2	3	4	5	6	7	8	9	10	11	12	13	14	15	16	17	18	19	20	21	22	23	24	25	26	27	28	29	30
8月	8	9	10	11	12	13	14	15	16	17	18	19	20	21	22	23	24	25	26	27	28	29	30	31	1	2	3	4	5	6

12月	1	2	3	4	5	6	7	8	9	10	11	12	13	14	15	16	17	18	19	20	21	22	23	24	25	26	27	28	29	30	31
9月	7	8	9	10	11	12	13	14	15	16	17	18	19	20	21	22	23	24	25	26	27	28	29	30	1	2	3	4	5	6	7

孕中期，感恩两颗心的律动

孕中期指孕13~28周，这个时期孕妈妈的肚子就开始"显山露水"了，此时胎宝宝应该已经很稳定了，孕妈妈已经能适应孕期的变化。这个阶段孕妈妈相对轻松，正是养好胎、秀幸福的甜蜜阶段哦！

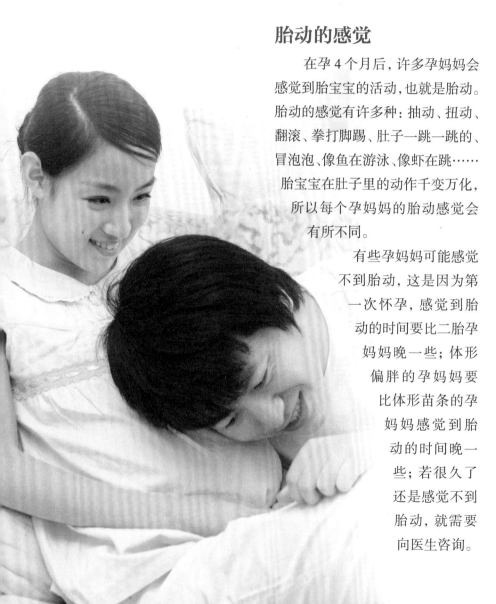

胎动的感觉

在孕4个月后，许多孕妈妈会感觉到胎宝宝的活动，也就是胎动。胎动的感觉有许多种：抽动、扭动、翻滚、拳打脚踢、肚子一跳一跳的、冒泡泡、像鱼在游泳、像虾在跳……胎宝宝在肚子里的动作千变万化，所以每个孕妈妈的胎动感觉会有所不同。

有些孕妈妈可能感觉不到胎动，这是因为第一次怀孕，感觉到胎动的时间要比二胎孕妈妈晚一些；体形偏胖的孕妈妈要比体形苗条的孕妈妈感觉到胎动的时间晚一些；若很久了还是感觉不到胎动，就需要向医生咨询。

自觉在家测胎动

累计每天的胎动次数：这是最简单的计算方法，你可以做一个简单的表格，每天早上8点开始记录，每感觉到一次胎动，就在表格里做个记号，累计30次后，就说明胎宝宝一切正常，不用再做记录。如果从早8点到晚8点，胎动次数都没有达到10次的话，建议你尽快去医院检查。

计算固定时间内的胎动次数：孕妈妈每天测试3小时的胎动，分别在早上、中午、晚上各进行一次。将所测得的胎动总数乘以4，作为每天12小时的胎动记录。若每小时少于3次，则要把测量的时间延长。

孕中期，带胎宝宝去旅行

孕中期，孕妈妈和胎宝宝都进入了相对稳定期。孕妈妈的早孕反应已经消失，隆起的腹部虽然对孕妈妈行动有些影响，但还没有到非

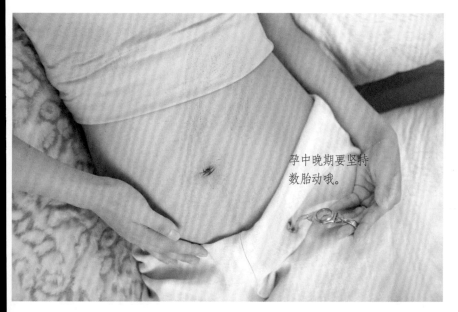

孕中晚期要坚持数胎动哦。

孕妈妈要注意腰背痛

孕中期，孕妈妈逐渐增大的子宫开始给周围器官和肌肉带来压力，加上孕妈妈工作需要久坐等情况，使孕妈妈容易感到腰背酸痛。而随着胎宝宝的成长，这种疼痛还会蔓延到下肢，引起一侧或两侧腿痛。

防止出现这类疼痛最好的方法是保证孕妈妈充分休息，尽量避免长久站立，或做经常弯腰的活动。同时孕妈妈还宜穿柔软轻便的低跟鞋或平底鞋，以缓解孕妈妈脊椎的压力，减轻腰背痛的症状。若腰痛厉害，孕妈妈可多摄入钙质丰富的食物，或者用热水袋热敷的方法来缓解腰痛。

常不便的地步，无论是乘坐飞机，还是坐车都没什么问题，此时是孕妈妈最适宜出门旅行的时期。

孕妈妈容易疲劳，所以在旅行前准爸爸就应做好计划，尽量避开人多、嘈杂的地方，旅途也不宜太长，最好选择车程较近的，有青山绿水，空气新鲜的地方。

旅行除了准备宽松舒适、方便替换的衣服外，最好多带一个小型的海绵枕头或软垫，可以让孕妈妈在乘坐飞机、火车、汽车时靠着休息。行李、食物不需要带太多，以免增加旅途负担。

散步是最适合孕期的运动

在孕中期，准爸爸可以经常陪孕妈妈去散步，既能适度锻炼身体，又能放松心情，是最适宜的运动方式。不过要注意以下几点：

1. 不去闹市散步，避免吸入过多汽车尾气。

2. 散步刚开始时最好步子放慢一些，散步距离约 1 千米，先每周 1 次，然后根据身体情况增加次数。

3. 散步时尽量避开有坡度或有台阶的地方，特别是在孕晚期，以免摔倒。

4. 天气太热时不要去散步，夏季不宜在上午 10 点至下午 3 点之间去散步，以免暑热伤身。散步时要穿舒适宽松的衣服和合脚的平底鞋。

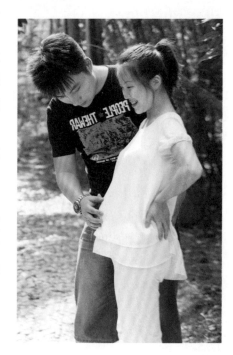

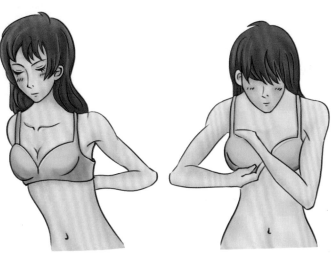
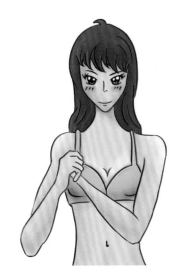
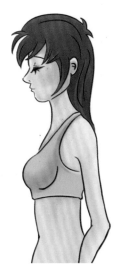

① 将上身向前弯曲 45°，让乳房自然恰当地倾入罩杯内，再扣上背扣。

② 用手将乳房完全托住放入罩杯，并把胸部侧边的肌肉充分推入罩杯内。

③ 肩带调至适当长度，肩部感觉自然舒适无压力即可。

④ 调整背部的横带使之和胸前罩杯位底部成水平。

纠正乳头凹陷

先天形成的乳头凹陷很可能会影响乳汁的顺畅排出，从而影响产后的哺乳，因此要在孕期及时纠正。在妊娠中晚期，孕妈妈可将拇指和食指相对地放在乳头左右两侧，缓缓下压并由乳头向两侧拉开，牵拉乳晕皮肤及皮下组织，使乳头向外突出，重复多次。随后捏住乳头向外牵拉。每日 2 次，每次 5 分钟。或者用一手托住乳房，另一手的拇指和中、食指抓住乳头转动并向外牵拉，每日 2 次，每次重复 10~20 下。

由于刺激乳头时可能会引起孕妈妈的子宫收缩，过早进行纠正的话有可能会引起流产，所以孕妈妈一定要在保证进入孕中晚期之后再进行纠正。

要及时调换文胸

发现胸部有改变即可开始换穿孕妇文胸。无钢圈文胸或运动型文胸较舒适，也可以选择可调整背扣的文胸，因为它可以依胸部变化来调整文胸的大小。最好选择支撑力较强的文胸，以免在孕期胸部变大后自然下垂。在怀孕晚期可以考虑选择哺乳型文胸，为产后哺乳做准备。

另外，孕妈妈选对文胸后也要正确地穿文胸，才能最大限度地保护乳房（见上图）。

孕期性生活应注意

孕中期胎儿稳定，可以进行性生活，但要注意以下事项：

1. 开始前要排尽尿液，清洁外阴和男性外生殖器。

2. 选择不压迫孕妈妈腹部的性交姿势。

3. 动作轻柔不粗暴，不宜过深，频率不宜太快，时间以不超过 10 分钟为度。

4. 孕妈妈在房事后应立即排尿并洗净外阴，以防引起上行性泌尿系统感染和宫腔内感染。

5. 过程中，孕妈妈如感到腹部肿胀或疼痛，应休息一会儿，等肿胀感消失后再继续。

6. 如果一种体位让孕妈妈不舒服，应更换其他的体位。

7. 准爸爸要时刻关注孕妈妈的反应，双方亲密配合，才会让孕期性生活更快乐。

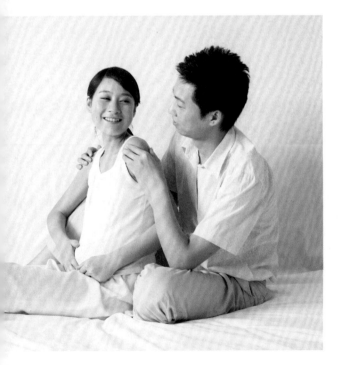

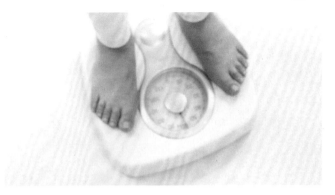

注意控制体重

随着胎宝宝的生长发育，以及孕妈妈早孕反应结束，胃口变好，孕妈妈的体重会不断增加。此时孕妈妈应注意体重增加比例。专家指出，标准体形的孕妈妈在整个孕期增重以 12.5 千克为宜，孕早期因胎宝宝还较小，体重增加 2 千克为宜，孕中期每月平均体重增加 1.5 千克左右。

孕妈妈可以通过适当锻炼、均衡的饮食结构、少量多餐，以及晚饭适量少吃等方式来控制体重。

孕期控制体重的 5 个秘诀

记饮食日记

坚持每周量体重

绘制体重曲线图

想象产后瘦身的辛苦

少买或不买零食

 ✕ 薯片   ✕ 巧克力   ✕ 糖果

这些高糖、高热量的食物最容易使孕妈妈超重了。

妊娠纹，早预防

怀孕后子宫快速变大，孕妈妈的体重也快速增加，孕妈妈皮肤的代谢速度无法跟上子宫增长速度，皮肤的弹性纤维和胶原纤维超过弹性限度的伸长，纤维发生断裂，妊娠纹就出现了。妊娠纹是美丽的天敌，多出现于脐下、耻骨联合处、大腿外侧、乳房四周、臀部等，呈不规则平行状。

妊娠纹刚形成的时候一般为粉红色或紫红色，在产后会渐渐萎缩，成为银白色，皮肤也因此松弛而失去原来的光滑和弹性。

预防妊娠纹可以从孕4月开始，需注意控制体重，坚持适当锻

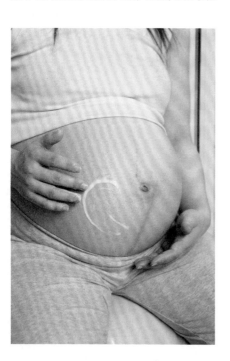

炼，增加皮肤弹性，也可以在易发部位常做按摩。教给孕妈妈一个巧除妊娠纹的小窍门。洗净腹部后按摩10分钟，把蛋清敷在腹部皮肤上，10分钟后擦掉，再做一次腹部按摩，可以让皮肤吸收得更好一些。在饮食上也可以适当食用一些防妊娠纹的食物，如西蓝花、海带、猪蹄、三文鱼。

鼻出血，不可大意

怀孕后血中的雌激素量要比怀孕前增加25~40倍，在雌激素影响下，鼻黏膜肿胀，易于破损出血。鼻出血时，要镇静，因为精神紧张会使血压增高而加剧出血。如果血液流向鼻后部，一定要吐出来，不可咽下去，否则会刺激胃黏膜引起呕吐，呕吐时鼻出血必然增多。如果孕妈妈反复发生鼻出血，需到医院进行详细检查是否存在局部或全身性疾病，以便针对原因，彻底治疗。

科学摆放脚，缓解下肢水肿

孕中期孕妈妈易出现下肢水肿，久坐的孕妈妈可以在座位底下放个脚凳，若没有脚凳，也可用鞋盒代替。

坐着时，将脚放到脚凳上，可缓解脚部和下肢的压力。孕妈妈也可以准备一双舒适柔软的拖鞋，工作时穿着宽松的拖鞋也能缓解足部压力。坐一段时间后，适当地做伸展运动，抬腿并适当按摩小腿，以缓解腿部压力。

夏季吹空调不能贪凉

随着孕周的增长，孕妈妈会越来越怕热，如果是夏天，更让孕妈妈感到难熬。孕妈妈可以用空调，但温度不可过低，且应注意开窗换气。

孕妈妈在空调房待着，一定要注意避免着凉导致感冒，将空调的温度定在24~28℃，最好不低于26℃，室内感觉微凉就可以了，切忌温度太低，和室外温差太大。孕妈妈皮肤的毛孔常呈张开状态，容易受风，所以孕妈妈要避免自己正对着空调的冷风。

孕妈妈在空调房睡觉时应用毛巾被盖好腹部，以防胎宝宝受凉。此外，在办公室的时候，孕妈妈也应该备一条毛巾毯，午睡或感觉有点凉的时候可以盖上。

生活里的正确姿势

对孕妈妈而言，姿势不正确易引起整个身体的疲劳与不适。因此，孕妈妈必须保证正确的姿势，注意日常生活中的一些小动作。

打扫

可以从事一般的擦抹家具和扫地、拖地等劳作，但不可登高，不可上窗台擦玻璃，更不要搬抬笨重家具。擦抹家具时，尽量不要弯腰，妊娠晚期更不可弯腰干活。拖地板不可用力过猛，打扫卫生时避免使用冷水。

做饭

洗菜、淘米、刷碗时，尽量不要把手直接浸入冷水中，尤其是在冬、春季节更应注意，孕妈妈着凉、受寒都对胎宝宝不好。

购物

购物会使你的心情舒畅，感到放松，而且逛街等于散步，但应注意不要行走过多，速度不宜过快，更不要穿高跟鞋。一次购物不宜多，需要有家人帮忙提重物。不要在人流高峰时间搭乘公交车，不宜到人群过于拥挤的市场去。

拿东西

将放在地上的东西拿起或放下时，注意不要压迫腹部。要屈膝落腰，完全下蹲，单腿跪下，拿住东西，伸直双膝站起。

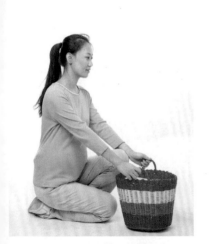 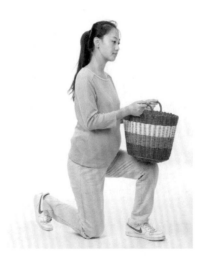 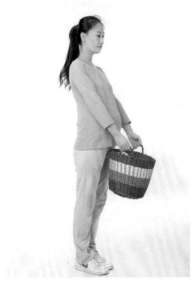

① 屈膝，完全下蹲，单腿跪下，把篮子拉近身体，不要弯腰。

② 一条腿屈起，另一条腿跪姿，将篮子放于屈起的腿上，腰保持挺直。

③ 两腿站起、立直，腰挺直，双手提篮。

孕晚期，期待第一次约会

孕 29~40 周属于孕晚期，此时胎宝宝发育已经接近成熟了，孕妈妈的肚子越来越大，生活越来越不方便了，千万不要一个人外出走太远。在此阶段，孕妈妈应该注意放松身心，调整生活节奏，注意休息，耐心等待宝宝的降临。

弹性袜预防及缓解静脉曲张

怀孕后盆腔血液回流到下腔静脉的血流量增加，增大的子宫压迫下腔静脉而影响血液回流，致使出现下肢及外阴静脉曲张。孕期，穿医疗级弹性袜可以预防及缓解静脉曲张。

每天晨起穿好弹性袜再下床，这样可以避免过多的血液堆积在双腿。这种医疗级弹性袜可以在医疗器材行买到。刚开始可以试着穿强度 20~30 毫米汞柱的弹性袜，适应之后可以穿效果较佳的 30~40 毫米汞柱的弹性袜。

孕晚期禁止性生活

孕晚期，孕妈妈腹部明显，身体笨重，腰背酸痛，子宫敏感性增加，任何外来刺激或轻度冲击都可能引起子宫收缩。

此外，孕晚期胎宝宝发育接近成熟，子宫下降，子宫口逐渐张开，羊水感染的可能性较大，所以不宜进行性生活。

放缓生活节奏

孕晚期，孕妈妈身体负担增加，生活节奏宜放缓，工作量、活动量都应适当减少。如果身体情况不乐观，高龄孕妈妈在孕 32 周后还可以申请休假。

不过，在孕妈妈暂时离开工作前，应为工作交接做好准备。找一个适当的时间，与上司、接任者和同事对细节问题进行沟通，并商量好保持联系的方式、时间，以保证在孕妈妈休假期间工作能顺利进行，同时也能让孕妈妈获得一个相对清静的假期。

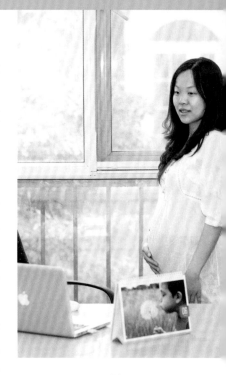

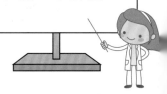

- 多了解一点 -
(1) 高龄孕妈妈可在孕 32 周后申请休假
(2) 劳动法规定可在生产前 15 天休假

分娩前保证充足的休息

与其在忐忑和焦虑中等待分娩的到来，孕妈妈不如在分娩前做些身体准备。

1. 保持充足的睡眠，以保证分娩时体力充沛。

2. 临近预产期的孕妈妈应尽量不要外出或旅行，但也不要整天卧床休息，轻微的、力所能及的运动还是有好处的。

3. 保持身体的清洁。由于孕妈妈产后不能马上洗澡，因此，住院之前应洗一次澡，以保持身体的清洁。如果是到公共浴室去，必须有人陪伴，以免发生意外。

洗头要安全舒适

洗头对一般人来说，是再简单不过的事情，不过对于挺着大肚子的孕妈妈来说，可就不那么简单了。淋浴的话，弯腰会很不舒服，站太久也很累。但由于无法顺利弯腰而带来的问题最多，为了不压到肚子，需要变通方法。

坐着洗头

可以拿一个小板凳放在浴缸里，坐着洗头，身体既不会浸没在水里，又比较轻松。

到美发店洗

这个方法省心省力，享受一下洗发服务还是很惬意的，顺便按摩一下颈椎、肩膀也不错。不过，最好带上自己的洗发水，比较安全。

请准爸爸帮忙

孕妈妈可以躺在躺椅上，由准爸爸来帮着洗头，这不仅解决了孕妈妈洗头的问题，还能让洗头过程充满爱意，是交流感情的好机会。

洗发姿势

短发的孕妈妈，头发比较好洗，可坐在高度适宜、可让膝盖弯成 90° 的椅子上，头往前倾，慢慢地清洗。长发的孕妈妈最好躺在躺椅上，请家人帮忙清洗。

在两腿之间夹个枕头
可以缓解耻骨疼痛，还有利于腿部的休息与放松。

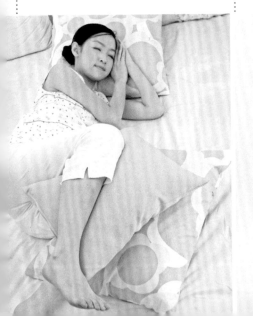

休息时脚抬高
可以增加血液回流，缓解水肿的症状，也可以使双脚放松。

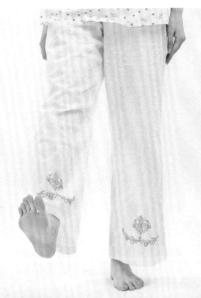

在胸前或后背垫个枕头
可以支撑大大的腹部，也可以缓解腰部疼痛，有利于放松。

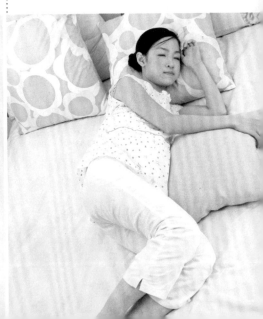

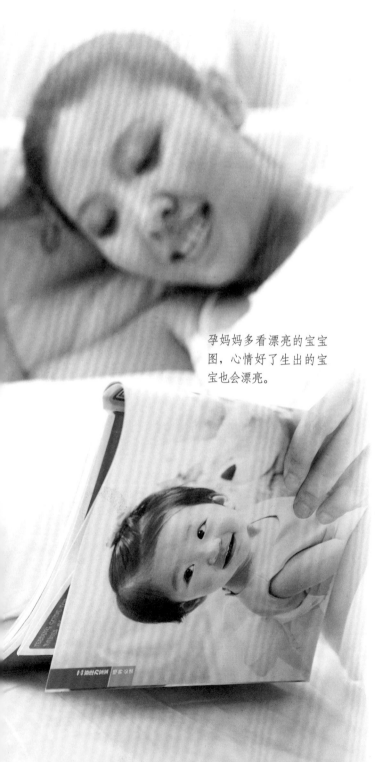

孕妈妈多看漂亮的宝宝图，心情好了生出的宝宝也会漂亮。

找对方法缓解压力

有心理压力的孕妈妈，要给自己找一个快乐的理由，多想些开心的事情，多做些自己感兴趣的活动。

1. 买一本关于编织的书，买些五颜六色的毛线，学着为小宝宝织点小东西，这个过程会让你很兴奋，也很有成就感。

2. 每天或每周写一篇怀孕日记，记录下你的体重变化，你的日常饮食安排，你的感觉和变化，还有你对宝宝的畅想。

3. 读一些自己感兴趣的书，如让你开心的漫画书，或漂亮的图文书。选几本怀孕育儿的书，多学习会让你对自己更有信心。

4. 每天照着孕期营养食谱做几个自己想吃的菜，到孕期结束，你会突然发现自己厨艺大增。

5. 每天听一些放松心情的音乐，这也是音乐胎教的重要一环。

产前检查变勤了

从孕 8 月开始，孕妈妈的定期检查时间缩短为每两周一次，而到孕 10 月则要每周做一次。因为随着孕周增加，胎盘会老化。老化的胎盘对胎宝宝的各种营养和氧气的供给会不足，孕晚期危险反倒是比孕期的早、中阶段更高，所以要注意按时产检，对胎宝宝宫内状况及时监测。

分娩方式的选择

分娩方式的选择往往是医生根据孕妈妈的身体状况、胎宝宝在子宫内情况以及孕妈妈的意愿综合考虑来决定的。分娩方式可以分为自然分娩、剖宫产、水中分娩、无痛分娩四种，不同的分娩方式适合不同情况的孕妈妈。

四种分娩方式优缺点比较及适宜人群

分娩方式	分娩情况	优　　点	缺　　点	适宜人群
自然分娩	经产道自然娩出	产后恢复快，并发症少；对胎宝宝的肺功能和皮肤神经末梢发育都非常有益	阵痛，初产妇分娩时间可达16~18个小时；有可能会出现阴道松弛情况，但可通过运动恢复；有可能出现子宫膀胱脱垂后遗症	孕妈妈身体健康，骨盆正常，无内外科合并症；胎宝宝胎位正常，大小合适
剖宫产	通过剖宫产手术方式分娩	可挽救母婴性命；减少妊娠并发症和合并症对母婴影响；免受产前阵痛之苦	恢复比自然分娩慢，需面临手术危险；术后较疼痛	孕妈妈、胎宝宝或产力等出现异常，不宜进行自然分娩时可以选择
水中分娩	在水中分娩	水中浮力可降低胎宝宝降生时的压力；缓解新妈妈的阵痛；分娩出血量少；产后恢复快	操作规范要求较高，可能会出现新生儿呛水等问题	可自然分娩的产妇都可以选择
无痛分娩	通过某些手段，使产妇感受不到阵痛，目前采取的主要手段为硬膜外麻醉	减轻疼痛、疲倦	会降低腹壁肌肉收缩功能，延长第二产程	特别怕疼、承受能力弱的产妇可选择此方式

分娩时不要大声喊叫

孕妈妈在分娩时最好不要大声喊叫，因为大声喊叫对分娩毫无益处，孕妈妈还会因为喊叫而消耗体力，不利于子宫口扩张和胎宝宝下降。

孕妈妈要对分娩有正确的认识，消除精神紧张，抓紧宫缩间歇休息，使身体有足够的能力和体力。如果阵痛确实难以忍受，可通过深呼吸、按摩等方式缓解疼痛，或者通过告诉自己疼痛是为了让宝宝更加健康，来提高对疼痛的耐受力。

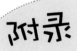

备孕女性的营养重点

营养素	原因	最佳食物来源
钙	备孕女性体内钙含量多少将直接影响孕早期胎宝宝的骨骼发育。备孕女性钙缺乏，可能会影响胎宝宝牙齿和骨骼发育，也会增加孕早期的痛苦，容易出现小腿抽筋的情况	海带、海参、牡蛎、鱼、虾、黄豆、腐竹、乳制品、木耳、芝麻酱
铁	备孕女性缺铁会出现面色苍白、易疲劳、头晕、乏力等，而胎宝宝也更容易出现营养不良和发育迟缓。因此，备孕女性从确定要宝宝起就要注意补铁	动物血、动物肝脏、瘦肉、木耳、海带、芹菜、黄豆、黑豆、绿豆、菠菜
锌	锌是促进性器官正常发育和保持正常性功能的重要物质，备孕女性缺乏锌元素，可能会影响胎宝宝日后性器官发育和性功能，也会使备孕女性生理周期紊乱	鱼、虾、动物肝脏以及乳类、肉类、坚果类
其他微量元素	微量元素在生命活动过程中有非常重要的作用，如碘是促进脑发育的重要物质	海带、紫菜、海蜇、海虾
维生素 A	维生素 A 有维护皮肤细胞功能的作用，在骨骼发育、视力发育中有重要作用。备孕女性缺乏维生素 A，会出现皮肤灰暗、易疲乏、视力下降等现象	胡萝卜、西蓝花、动物肝脏、蛋黄以及绿叶蔬菜
B 族维生素	备孕女性若缺乏 B 族维生素，皮肤更容易皲裂，易出现口腔溃疡，还可能会对胎宝宝神经系统发育产生不良影响	B 族维生素中有多个"成员"，其中维生素 B_9 为叶酸，多存在于动物肝脏中，而维生素 B_1 则多存在于谷物中，绿叶蔬菜、坚果类食物以及豆类也是 B 族维生素的最佳食物来源
维生素 C	维生素 C 参与细胞间质的生成，维持人体组织间正常的坚固性和通透性；改善铁、钙和叶酸的利用；促进牙齿和骨骼的生长，防止牙床出血、关节痛、腰腿痛；增强机体对外界环境的抗应激能力和免疫力，还有一定的解毒能力	西红柿、圆白菜、菜花、猕猴桃、橘子
维生素 E	对神经系统发育有重要作用	粗粮、坚果、食用油、绿叶蔬菜

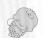

备育男性的营养重点

营养素	原　　因	最佳食物来源
维生素 C	有降低精液黏性、增强精子活力及延长精子寿命的作用	西红柿、木瓜、草莓、猕猴桃、柑橘类水果及绿叶蔬菜、西蓝花、土豆
维生素 E	又称生育酚，如果它和必需的脂肪有所缺乏，会造成生殖细胞的损坏，从而导致不育症的发生	食用油、奶油、鸡蛋和深绿色蔬菜、谷类、豆类、肉类
维生素 A	备育男性缺乏维生素 A，精子发育不完全，严重者可能出现不育	鱼油，动物肝脏，乳制品，蛋黄，黄色及红色水果，红、黄、绿色蔬菜
锌	锌能促进性器官正常发育和保持正常的性功能，备育男性缺锌会影响性能力	牡蛎、小麦胚芽粉、核桃、乌梅、芝麻、动物肝脏、牛奶、黄豆、绿豆、蚕豆、腰果、开心果、花生

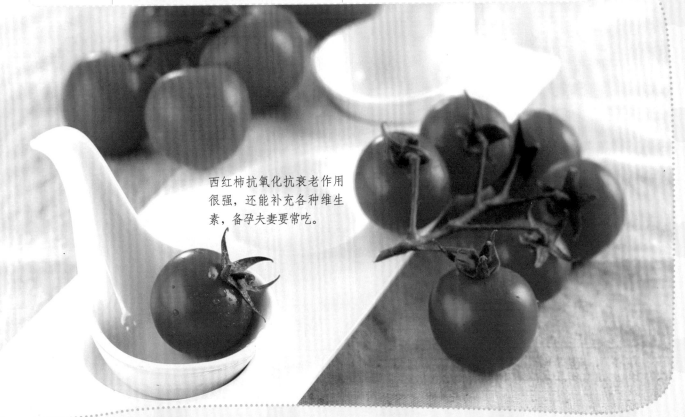

西红柿抗氧化抗衰老作用很强，还能补充各种维生素，备孕夫妻要常吃。

图书在版编目 (CIP) 数据

随心备孕顺利生 / 王敏主编 . -- 南京：江苏凤凰科学技术
出版社，2016.11
(汉竹·亲亲乐读系列)
ISBN 978-7-5537-7178-6

Ⅰ.①随… Ⅱ.①王… Ⅲ.①妊娠期－妇幼保健－基本知
识②分娩－基本知识 Ⅳ.① R715.3② R714.3

中国版本图书馆 CIP 数据核字 (2016) 第 215941 号

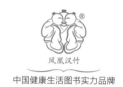

中国健康生活图书实力品牌

随心备孕顺利生

主　　　编	王　敏	
编　　著	汉　竹	
责 任 编 辑	刘玉锋　张晓凤	
特 邀 编 辑	翟　倩　刘　凯　张　欢	
责 任 校 对	郝慧华	
责 任 监 制	曹叶平　方　晨	

出 版 发 行	凤凰出版传媒股份有限公司
	江苏凤凰科学技术出版社
出版社地址	南京市湖南路 1 号 A 楼，邮编：210009
出版社网址	http://www.pspress.cn
经　　　销	凤凰出版传媒股份有限公司
印　　　刷	天津海顺印业包装有限公司分公司

开　　本	715 mm×868 mm　1/12
印　　张	14
字　　数	150 000
版　　次	2016 年 11 月第 1 版
印　　次	2016 年 11 月第 1 次印刷

标 准 书 号	ISBN 978-7-5537-7178-6
定　　价	35.00 元

图书如有印装质量问题，可向我社出版科调换。